U0909777

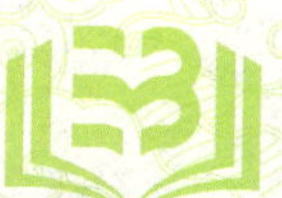

中医望诊大全

杨丹　编著

中医古籍出版社
Publishing House of Ancient Chinese Medical Books

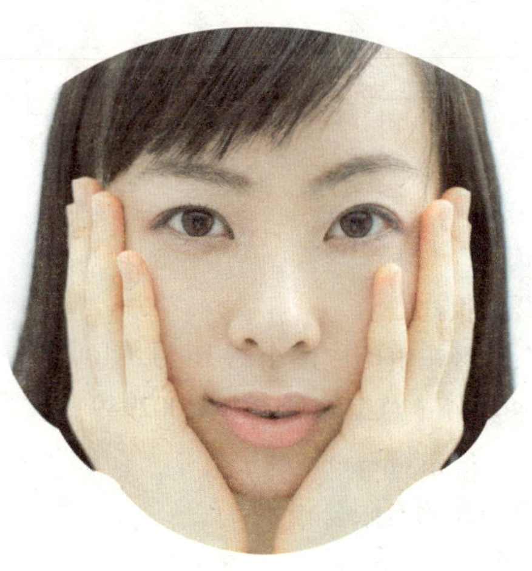

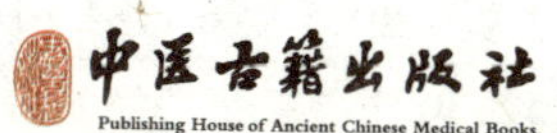

图书在版编目（CIP）数据

中医望诊大全 / 杨丹编著. -- 北京 : 中医古籍出版社，2025. 6. -- ISBN 978-7-5152-3021-4

Ⅰ. R241.2

中国国家版本馆CIP数据核字第2025GW7170号

中医望诊大全

杨丹　编著

策划编辑　姚　强
责任编辑　李　炎
封面设计　李舒园
出版发行　中医古籍出版社
社　　址　北京市东城区东直门内南小街 16 号（100700）
电　　话　010-64089446（总编室）010-64002949（发行部）
网　　址　www.zhongyiguji.com.cn
印　　刷　三河市嵩川印刷有限公司
开　　本　640mm × 910mm　1/16
印　　张　10
字　　数　105 千字
版　　次　2025 年 6 月第 1 版　2025 年 6 月第 1 次印刷
书　　号　ISBN 978-7-5152-3021-4
定　　价　69.00 元

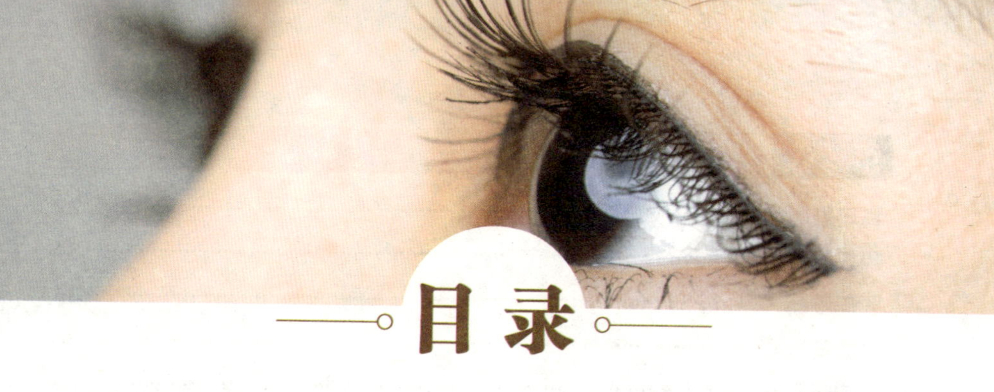

目录

第一章 面部望诊

第二章 眼部望诊

第三章 耳鼻口望诊

第四章 舌部望诊

第五章 手部望诊

第六章 常见病望诊

第一章

面部望诊

●面部络脉丰富，为脏腑气血之外荣，经脉之所聚。面色是指一个人面部皮肤的颜色和光泽，与其内部脏腑之间有着密切的关系，是衡量健康的重要指标。人在生病时会表现出不正常的面部颜色和光泽。所以，一个人面色异常，可能预示着健康状况出了问题。

面部脏腑分属

《素问·刺热》中说："肝热病者，左颊先赤；心热病者，颜先赤；脾热病者，鼻先赤；肺热病者，右颊先赤；肾热病者，颐先赤。"《灵枢·五色》将面部分为五个部分：鼻—明堂，主脾；眉间—阙，主肺；额—颜，主咽喉；颊侧—藩，主大肠；耳门—蔽，主肾。

心理压力区

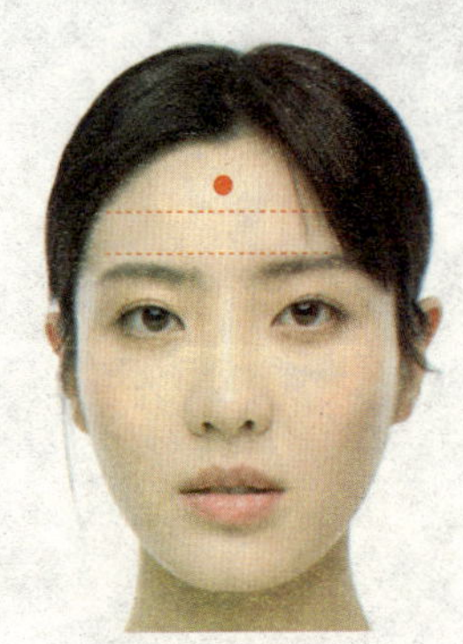

反射区在额上 1/3 至发际处（即发际一圈）。

找位技巧

将眉毛至发际的区域三分，最上面的就是。

诊断

· 如果此处出现青春痘（疙瘩），或此处颜色与面部其他区域颜色不一样，预示着心理压力比较大。

· 如果此处长斑，预示着有心脏疾病（如心肌无力），有痣、痦子，预示着心脏功能先天不足。

心脏区

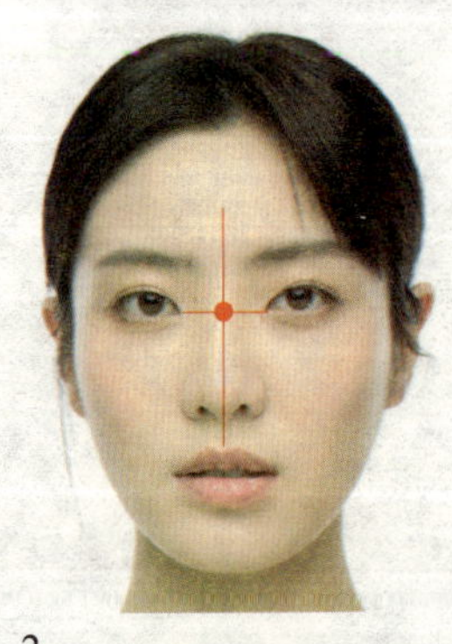

反射区在两眼角之间的鼻梁处。

找位技巧

在两眼角之间画线，与鼻梁中线交叉处就是。

诊断

· 如果此处出现横纹且比较明显，预示着心律不齐或心脏状况不好，或血液黏稠。

· 如果此处出现深的横纹，而且舌头上面也有很深的竖纹（沟），可能是有比较严重的心脏病。

头面区

反射区在额上 1/3 靠近眉心处。

找位技巧

在额上 1/3 处画线，与鼻梁中线交叉处就是。

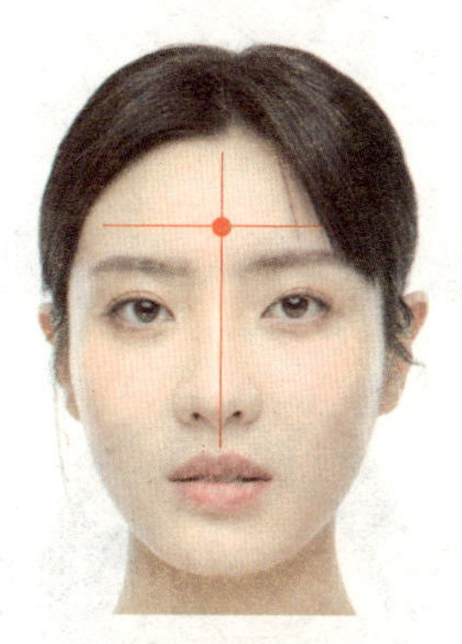

诊断

· 如果此处出现竖纹，竖纹很深并且部分发红的话，预示着此人心脑血管供血不足、头痛、神经衰弱、多梦、睡眠不良、心悸、烦躁等。

肺区

反射区在两眉端连线的中点。

找位技巧

将鼻梁中线向上延长，在两眉毛之间画线，交叉点就是。

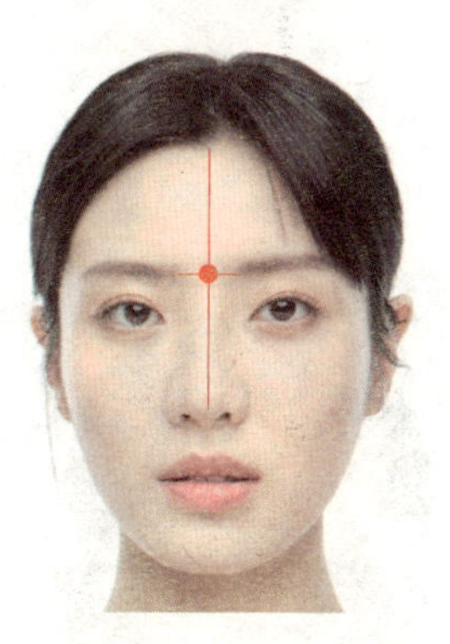

诊断

· 若此处中间比较凹，且颜色晦暗或发青或有斑，预示着此人肺部有疾病，呼吸不畅。

· 两眉头部位有痣、痦子或发白，预示着此人有咽喉炎，或扁桃体炎，或胸闷气短，或肺有病。

胸乳区

反射区在眼内眦稍上方。

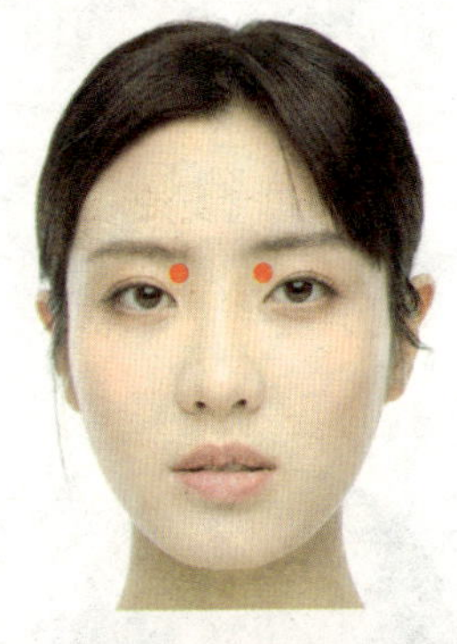

找位技巧

眼内眦垂直向上，至眉毛之间的位置就是。

诊断

· 如果上眼皮内侧部位有痣、痦子或闭上眼睛此部位有粉痘状的突起，预示着女性乳房有小叶增生，男性有胸膜炎；如果女性眼角部位有小包，预示着女性有乳腺增生。

肝区

反射区在外耳道与鼻中线交叉处。

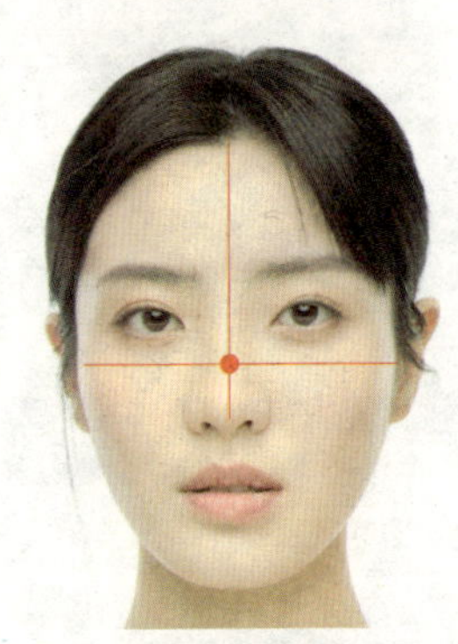

找位技巧

两外耳道口连线，与鼻中线交叉点就是。

诊断

· 如果这个部位有青春痘（疙瘩）的话，预示着肝火旺盛。

· 如果此处有痣，且眼球发黄，面色非常黄，预示可能患有乙肝。

胆区

反射区在肝区的外侧。

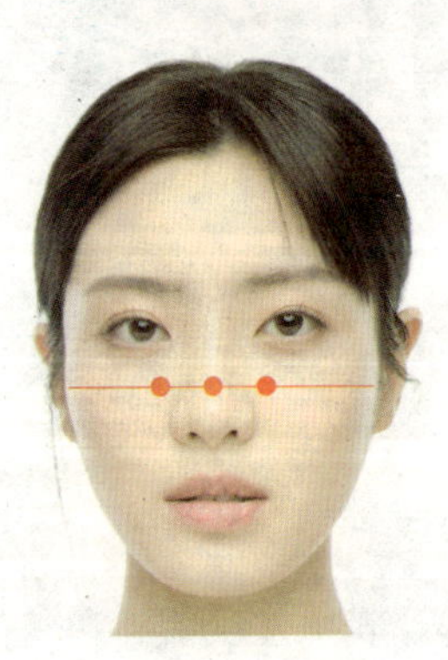

找位技巧

肝区的两侧，鼻的边缘处就是。

诊断

· 如果这一部位有红血丝、青春痘，或早晨起床后嘴里发苦，预示可能是胆部有了轻微炎症。

· 如果此处有一对明显的斑或有痣、痦子，可能是胆结石。

肾区

反射区在颊部，鼻翼水平线与太阳穴的垂直线交叉处。

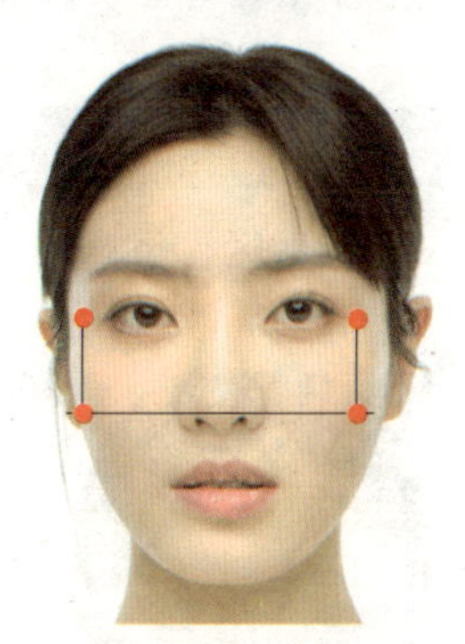

找位技巧

从太阳穴处垂直向下，与鼻翼水平线的交叉点就是。

诊断

· 如果这一部位有红血丝、青春痘或斑，预示着肾虚，容易犯懒，会有腰背及腿部酸疼。

· 如果这一部位有很深且很大的斑，极可能是肾结石。

膀胱区

反射区在鼻下人中处的鼻根部位。

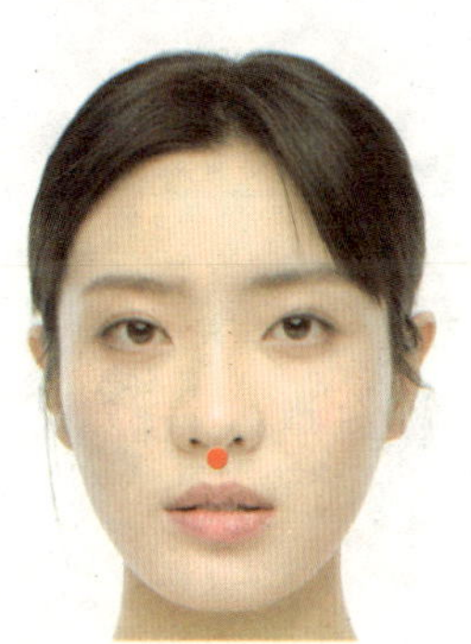

找位技巧

鼻头下的鼻根部位就是。

诊断

· 如果这一部位发红，有红血丝、青春痘、疮等，且伴有小便赤黄、尿频、尿急等症，预示可能有膀胱炎。

· 如果此处发红，但尿不频不急，且整个鼻梁骨发红，可能是鼻炎。

脾区

反射区在鼻头。

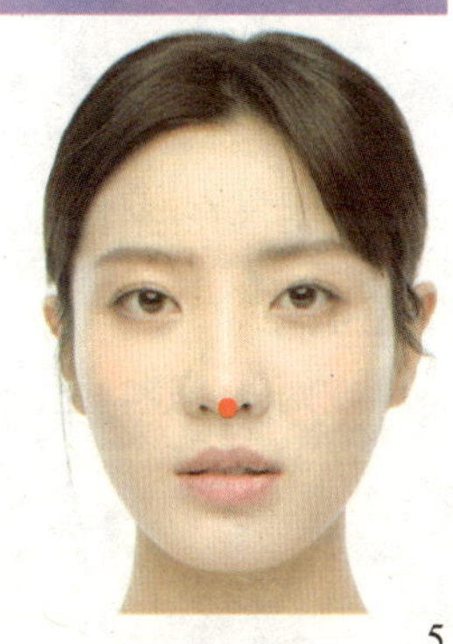

找位技巧

肝区下方的鼻头处就是。

诊断

· 如果此处发红或酒糟鼻者或鼻头肿大，代表脾虚或脾大，一般感觉头重、脸颊疼、心烦等。

·如果此处发黄，也代表脾虚，可能出现汗多、畏风、四肢懒动、倦怠、不嗜食等症状。

胃区

反射区在鼻翼。

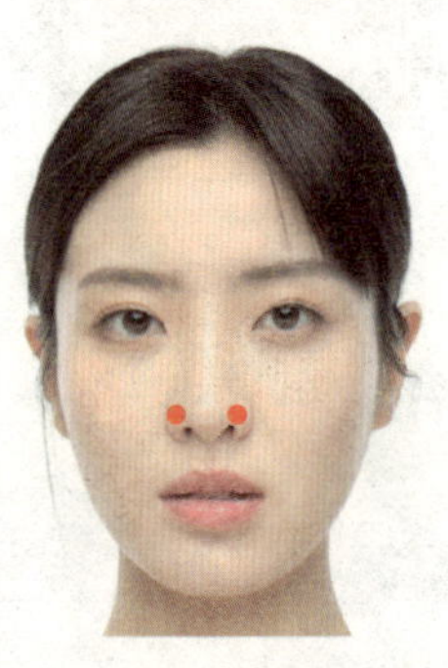

找位技巧

脾区的两侧，两鼻翼处就是。

诊断

·如果此处发红，是胃火，易饥饿、口臭。如果这一部位有红血丝且比较严重，一般是胃炎。

·如果鼻翼部青瘪，一般是老胃痛形成病根，可引起萎缩性胃炎，而萎缩性胃炎引发胃癌的可能性较大。

小肠区

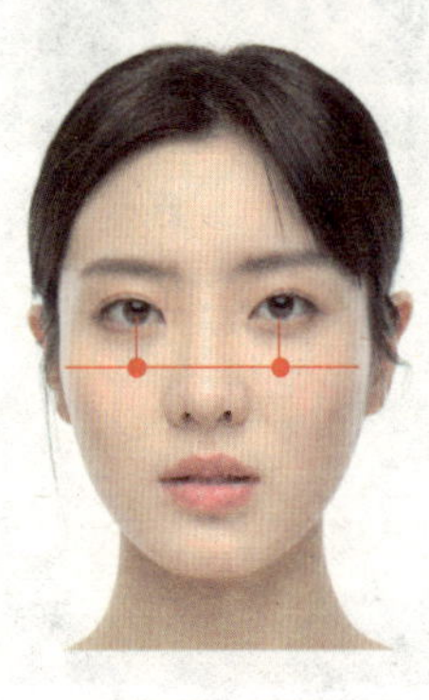

反射区在颧骨内侧，肝胆区的水平线上。

找位技巧

肝胆区的水平线上，颧骨内侧，眼睛下方就是。

诊断

·如果这一部位有红血丝、青春痘、斑、痣或痦子，预示着小肠吸收功能不好，一般大便溏稀。

大肠区

反射区在颧骨下方偏外侧部位。

找位技巧

在两外耳道口之间画线，沿目外眦垂直向下画线，交叉点就是。

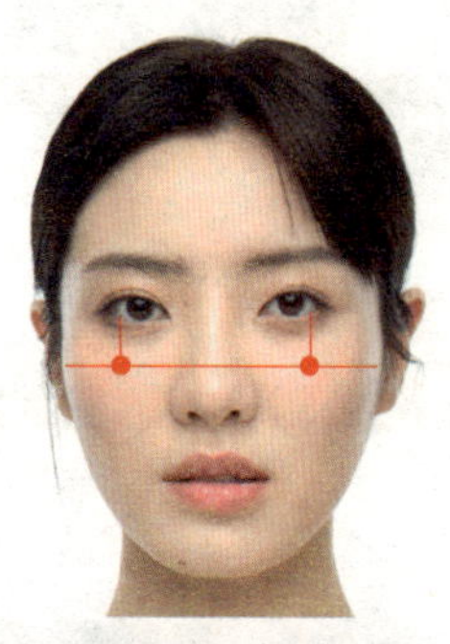

诊断

·如果这一部位有红血丝、青春痘、斑、痣或痦子，预示着大肠排泄功能失调，一般会大便干燥、便秘。

·如果这一部位有半月状的斑，预示着患有便秘或痔疮。

生殖系统区

反射区在人中及嘴唇四周部位。

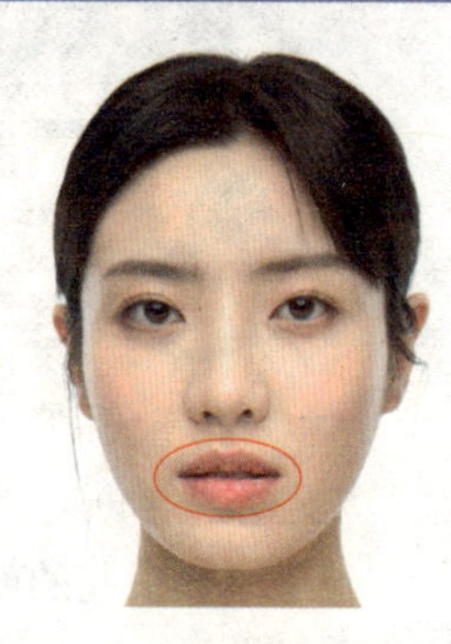

找位技巧

嘴唇周围就是。

诊断

·如果女性嘴唇下方有痣、痦子，下巴发红，而肾的反射区比较光洁的话，预示着子宫可能后倾，易腰部酸痛。

·如果女性嘴唇四周有痣、痦子，且肾反射区不好，或女性嘴唇四周发青、发乌或发白，且肾反射区也不好，预示着可能性冷淡。

面色发红

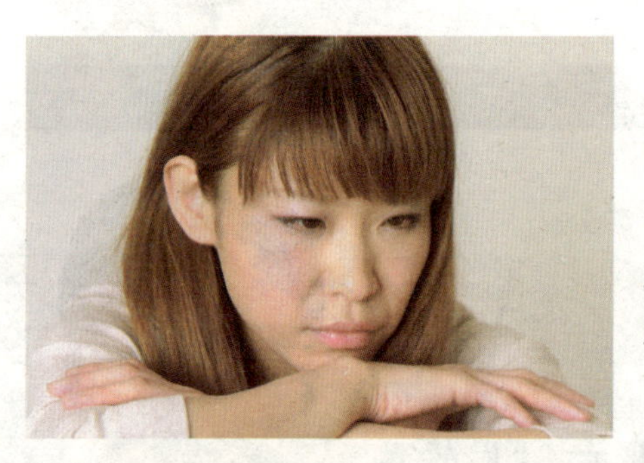

面色发红，指患者面部颜色比正常人的红。通常是体内有热的象征。《灵枢·五色》中说："以五色命脏……赤为心。"又说："黄赤为热。"面色红与热关系密切，所以《伤寒论》中把面色红称为"热色"。

面色发红有表、里、虚、实、寒、热之分，诊断时必须紧密结合症状的特点全面考虑。

外感风热引起的面色发红，是由于风热袭表，肺卫受阻所致，属于表证。患者常伴有口渴，汗出，咽喉红肿疼痛，舌边尖红，舌苔薄黄，脉浮而且跳动急速等症状。治疗时应用辛凉解表之法，药方可选用银翘散。

阳明经热引起的面色红一般表现为面部边缘发红，是由于外邪入里化热，阳明热邪炽盛所致，属于里证。主要症状有高热汗出，不怕寒，反怕热，口渴引饮，舌苔黄燥，脉洪大。应用清热生津之法治疗，药方可采用白虎汤。

阴虚内热表现为午后两颧红赤，是阴虚不能制阳，虚火上炎所致，属于虚热证。患者形体消瘦，口燥咽干，眩晕失眠，潮热盗汗，五心烦热，舌红少苔，脉细但跳动急速。治疗时应用滋阴敛阳之法，药方可选用都气丸。

虚阳浮越者面色白而两颧泛红如妆。主要表现为身热反欲盖衣被，口渴喜热饮，呼吸短促，出冷汗，四肢厥冷，尿清便溏，唇舌色淡，苔白或灰黑而润，脉微欲绝。治疗时应救阴回阳，通达内外，药方可选用通脉四逆汤等。

面色苍白

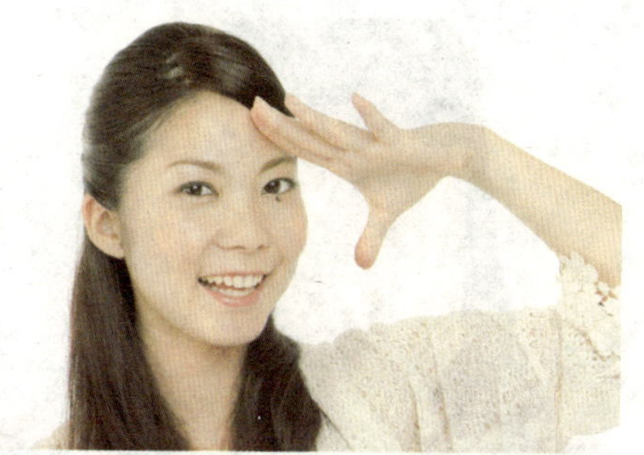

因面部缺乏血色而发白称为面色苍白，为营血不荣于面所致。面色苍白又有淡白、无光、苍白等色泽上的差别。白而明润含蓄者是正常面色，白而枯槁显露者则是无胃气。判断时必须把颜色和光泽结合起来。

面色苍白主要是由血虚、阳虚、阴寒内盛、阳虚暴脱等原因造成的。

血虚引起的面色苍白表现为面色淡白，形体消瘦，头晕目眩，心悸失眠，手足发麻，妇女经行量少，唇舌色淡，脉弱。这一类面色发白大多是由于脾胃虚弱，生化不足，或失血过多，血虚失荣所致。治疗时应补血，药方宜选四物汤。

阳虚引起的面色苍白表现为面白无光，倦怠无力，少气懒言，形寒肢冷，自汗，口淡不渴，尿清便溏，唇舌色淡，脉虚弱。治疗时应温补阳气，药方可选右归饮。若水湿不化者，治疗时应温阳利水，药方可选济生肾气丸。

阴寒内盛引起的面色苍白表现为面色苍白，腹痛剧烈，恶寒喜暖，口淡不渴，肢冷蜷卧，尿清便溏，舌淡苔白而滑润，脉沉迟。属于里寒证。寒主收引，经脉凝滞，所以有上述症状。治疗时应温中散寒，药方宜用附子理中汤。

阳虚暴脱引起的面色苍白表现为面色苍白，大汗淋漓，汗清稀而凉，四肢厥冷，口不渴或喜热饮。治疗时应用回阳救逆之法，药方可用四逆汤或参附汤。

面色发青

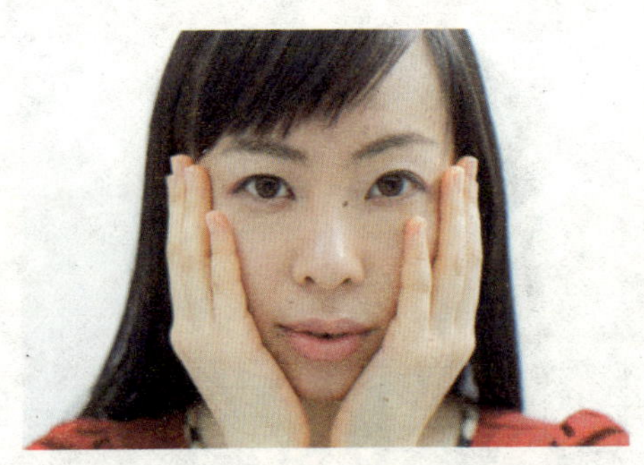

患者面部显露青色者，多由寒凝气滞，脉络郁阻，气血运行不畅所致。面色发青主寒、主痛、主瘀血。造成寒凝气滞的原因有很多，所以面色发青又有青白、青灰、青紫等区别。面诊时须注意，青而枯槁显露者为胃气败伤。

面色发青的原因主要有寒邪外束、阴寒内结、心肾阳衰、肺肾阳虚等。

寒邪外束会使面色青白，恶寒发热，头痛身痛，无汗，舌苔薄白而润，脉浮紧。这是由于身体外感风寒，卫阳被遏阻所致。治疗时应用辛温解表之法，药方宜选麻黄汤治之。

阴寒内结会使面色青白，腹痛急暴，遇冷加重，手足逆冷，口淡不渴，小便清长，大便溏薄，舌苔白，脉沉紧。这是由于外寒直中，或过食生冷，阳气耗伤，阴寒内盛，气血被阻所致。治疗时宜用温中散寒之法，药方可选用良附丸和正气天香散。

心肾阳衰会使面色青灰，口唇青紫，心悸气短，胸部憋闷，形寒肢冷，尿少身肿，舌质暗紫舌苔白滑，脉象微弱或结代。这是由于心肾阳衰，运血无力，气虚血瘀，温煦失职，水湿不化所致。治疗时应温补心肾，药方可选用真武汤和保元汤。

肺肾阳虚会使面色青紫，喘粗短气，呼多吸少，动则尤甚，语音低怯，肢冷自汗，尿少便溏，舌淡紫舌苔白滑，脉象虚浮无根。这是由于肺肾阳虚，温煦失职，气血不运，肾失摄纳，气不归元所致。治疗时应补肾纳气，药方宜选人参胡桃汤和黑锡丹。

面色黧黑

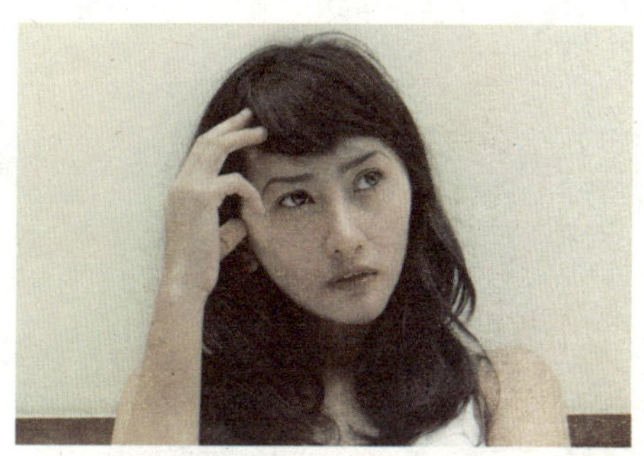

面部均匀地显露晦暗发黑的病色称为面色黧黑。出现这种颜色多为阳气不足、寒湿太盛，或血运不畅、瘀血阻滞所致。明代医学丛书《证治准绳·察色要略》中说：“黑色属水，主寒，主痛，乃足少阴肾经之色也。”

面色黧黑主要是由体内肾阳不足、肾精亏耗，或瘀血内阻造成的。如果是因为种族、禀赋差异，或日晒较多而产生的生理性面色黑，属于正常范围。

体内肾阳不足会导致面色黧黑晦暗，腰膝酸软，耳鸣耳聋，形寒肢冷，尿清便溏，或尿少，腰以下水肿，男子阳痿，妇女宫寒不孕，舌淡胖嫩，舌苔白，脉象沉细无力。上述症状是由于久病劳损，或房室不节，肾气虚弱，渐至肾阳不足，不能温养血脉，气血凝滞所致。治疗时应用温补肾阳之法，药方可选用右归丸；如果肾虚水泛，应用温肾利水之法，可用真武汤或济生肾气丸。

体内肾精亏耗会导致面色黧黑，腰膝酸软，头晕耳鸣，遗精早泄，口燥咽干，脚心热，舌质红，脉细弱。这是由于房劳过度，或热病伤及肝肾之阴，肾精亏损，精气不能上荣于面所致。治疗时应用补肾益精之法，药方宜选左归丸加紫河车等。

瘀血在体内受阻会导致面色黧黑，肌肤甲错（干燥、粗糙、角化过度），口干不欲饮，毛发不荣，妇女兼有月经不调，小腹刺痛或肿块，唇青舌暗，或有瘀斑，脉象沉涩或细迟。这是由于久病，或外伤等原因使气滞血结，或因寒凝血滞，使血行不畅，或因内出血，血不归经，溢于脉外所致。应用活血化瘀之法治疗，药方宜选大黄䗪虫丸或膈下逐瘀汤等。

面色萎黄

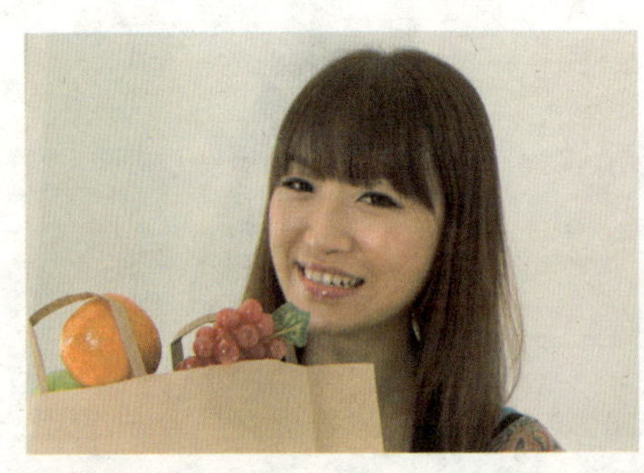

面色较常人黄而没有光彩者，称为面色萎黄。面色萎黄一般多主虚证和湿证。《素问·五脏生成》:“色味当五脏……黄当脾、甘。”《灵枢·五色》:“以五色命脏……黄为脾。”

《证治准绳·察色要略》载:“黄色属土，主湿，乃足太阴脾经之色。”黄色为脾土之色，面色萎黄是脾虚失运，化源不足，或久病血虚失养的征象。面色萎黄的诊断还应注意色泽的不同变化。

脾胃气虚造成的面色萎黄，是由于脾胃气虚，运化失司，气血化生不足，肌肤失养所致。患者会出现食欲不振，纳后腹胀，倦怠乏力，少气懒言，大便溏薄，舌淡苔白，脉象缓弱等症状。治疗脾胃气虚引起的面色萎黄应该益气健脾，药方宜选四君子汤。

脾虚湿阻会出现面色萎黄，面浮肢肿，食少腹胀，倦怠乏力，语声多重浊，舌质淡舌体胖，或有齿痕，苔滑腻，脉缓无力等症状。这是由于脾虚，水湿停滞所致。治疗脾虚湿阻引起的面色萎黄应该健脾利湿，药方可用藿朴夏苓汤或胃苓汤。

营血不足会出现面色萎黄，唇舌色淡，头晕目眩，心悸失眠，肢体麻木，妇女月经量少、推迟或者闭经，短气声低，脉细无力等症状。这通常是由于失血过多，或脾胃虚弱，生化不足，或七情过伤，营血暗耗所引起，所以其面色萎黄伴有头晕目眩，心悸失眠，肢体麻木，月经量少，脉细无力等血虚、肌肤失养之症状。治疗营血不足导致的面色萎黄应该益气养血，药方可选用补血汤和四物汤，或人参养荣汤。

面部红肿

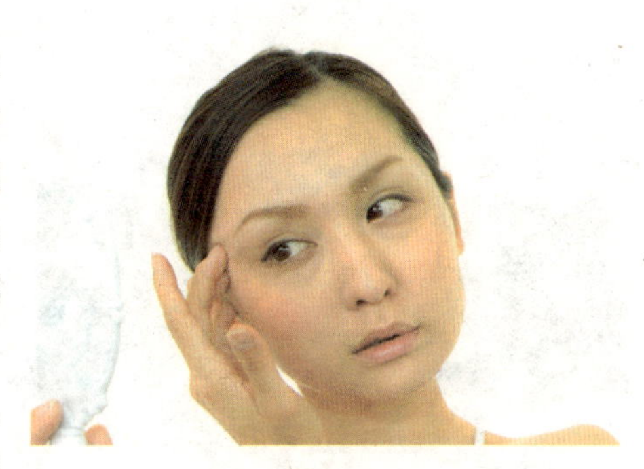

面部红赤肿大，严重者连及耳颊，称为面部红肿。面部红肿不同于一般面部浮肿，前者肿起而色赤，多局限于面部，常兼热痛；后者浮起多呈水色样，常累及下肢或全身。

面部红肿多主热证、实证。造成面部红肿的主要原因有温热时毒、风热上扰、误食中毒等。

温热时毒会使人面部焮红肿大，咽喉肿痛，初起憎寒发热，恶寒之后，热势加剧，甚则神昏谵语，耳聋，口渴饮冷，舌苔黄，脉洪大且跳动急速。这种面部红肿又叫作“大头伤寒”或“大头瘟”，一般发生在冬春两季。病因是感受温毒，上攻头目，而致面部焮肿。余师愚《疫疹一得》中说：“头为诸阳之首，其大异常，此毒火寻阳上攻，故大头。”咽喉为肺胃之门户，毒火熏蒸于肺胃，所以出现咽喉肿痛之症。治疗时宜用泻火解毒之法，药方可选用普济消毒饮；如兼阳明腑实者，可加大黄，用以泻下实热。

风热上扰会使人面目红肿，或麻或痒，恶风头痛，咽痛，口微渴，舌苔薄黄，脉浮浅且跳动急速。一年四季都可能发生，多由风热入侵，卫气被郁，风热上扰面部造成。治疗时宜疏风清热，药方可选防风通圣散。

误食中毒会使人出现面肿色赤，口干舌麻，恶心呕吐，大便秘结。这是由于误食野菜或其他有毒之物，毒气入血上犯面部而致。治疗时应先用淡盐汤催吐，继用生甘草配绿豆烧汤频服，再服普济消毒饮，或用生大黄、番泻叶煎汤泻下毒物。

面部浮肿

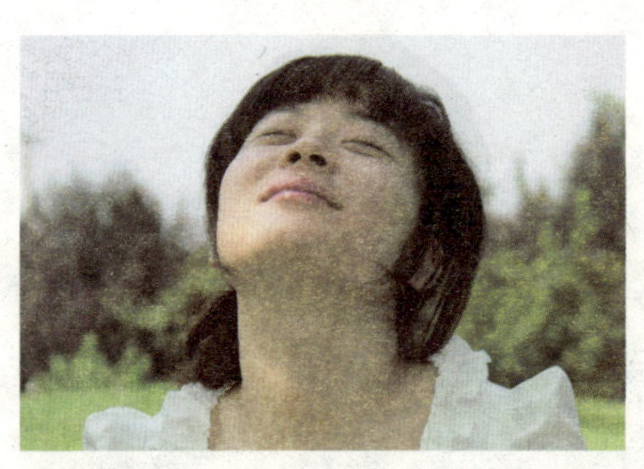

面部浮肿，是指面部虚浮而肿大，但按之应手而起。明代医学丛书《古今医统·面部门》中以面浮为脾肺虚证，因脾伤劳役，饮食失节，水土不调，脾气输布不常，肺气传布失度所致。

面部浮肿通常为慢性病的症状之一，分为气肿和水肿两种。肿势不严重，按之应手，大多由于肺脾阳气虚弱导致，属于气肿。若头面部浮肿，目下如卧蚕状，按之凹陷者，为浮肿症状之一。气肿为气虚所致的浮肿，水肿为水邪所致的浮肿，两者不同，前者肿势不严重，后者肿势较厉害。

肺气虚弱会使人出现面部浮肿，面色白，气喘息短，语言无力，动则气急，形寒畏风，自汗，久咳不已，舌质淡，苔薄白，脉象虚弱无力等症状。这种面部浮肿多见于年老体弱或久咳不愈的老人。老年人因肺气虚弱不足，久咳导致肺气受损，脏腑功能失常，宣散肃降之令不行。肺主气，肺虚则气无所主，所以面目虚浮肿胀。《金匮要略·肺痿肺痈咳嗽上气病脉证治》中说："上气，面浮肿，肩息，其脉浮大，不治。"可见，肺气虚弱导致的面部浮肿预后不良。治疗时应以补肺益气为主，兼以化痰止咳，药方可选用补肺阿胶汤。

脾阳不足也会引起面部浮肿，面色萎黄，四肢不温，自觉面部发胀，伴有倦怠乏力，大便溏薄，舌质淡嫩有齿痕，舌苔薄白，脉象虚弱等症状。这是由于劳倦过度，或久泻，或其他慢性疾病，损伤脾阳，脾气虚弱，运化失职，清阳不升所致。治疗脾阳不足引起的面部浮肿应采用健脾益气升阳之法，药方宜用补中益气汤加附子、干姜等。

面部抽搐

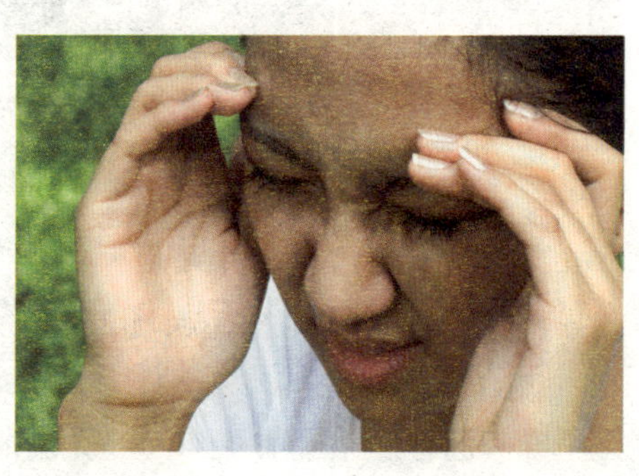

面部抽搐，是指眼睑、嘴角及面颊肌肉的抽搐，通常出现于一侧。因经络走向，手足六阳经脉都在面部汇聚，所以有“面为诸阳之会”之说。

面部抽搐，多与情志因素有关，女性多于男性。肝气抑郁、风邪阻络、肝风内动、风痰阻络等原因都会引起面部抽搐。

肝气抑郁会使人出现颜面抽搐，头晕，耳鸣，急躁，或伴有哭闹，脉象弦缓，舌红，舌苔薄白。这种颜面抽搐常随情志波动而诱发，特别是与人发生口角时最易发生。肝气抑郁日久必耗肝血，肝血不足则使肝气失调，治疗时应疏肝理气，常用方剂为逍遥散。

风邪阻络会使人出现颜面突然抽搐，并伴有头疼、鼻塞、恶寒、眼流泪、脉浮、舌淡红、苔薄白等症状。治疗时应疏散风寒，佐以解痉，常用方剂为菊花茶。

肝风内动会使人出现颜面抽搐，时感头痛头晕，每遇愤事，抽搐加剧，脉象弦细有力，舌暗红，苔薄黄偏干。这是因为肝气素旺，上蹿化风，扰动面部络脉而形成。治疗时应平肝息风，常用方剂为羚角钩藤汤，或天麻钩藤饮。

风痰阻络会使人出现颜面抽搐，患侧面肌发麻，伴有面部虚浮、眩晕、口干不欲饮、脉象弦滑、舌体肥大、苔薄白润等症状。这种颜面抽搐多见于口眼歪斜或风痰眩晕经久不愈患者。治疗时应补气祛痰息风，常用方剂为千缗汤和六君子汤加南星。

35 种病态面容

名称	面容特征	病症
水肿面容	面部皮肤肿胀或按之凹陷不起	水肿病
满月面容	面颊胖大，状如满月，皮肤发红并伴有皮肤痤疮，儿童或妇女还会长小胡须	皮质醇增多症
痉挛面容	一侧面部肌肉阵发性不规则抽搐或口角抽搐	面神经瘫痪后遗症或三叉神经痛
麻疹面容	双眼发红，畏光流泪，分泌物多	皮疹
二尖瓣面容	面色黄而水肿，面颊暗红，口唇青紫，舌心晦暗，心慌气短	风湿性心脏病
瘫痪面容	一侧面部肌肉瘫痪，完全丧失表情动作，眼裂扩大，鼻唇沟变浅，口角下坠	面部神经炎所致的周围性面瘫
醉酒面容	面色潮红，醉眼蒙眬，面容如醉酒时的样子	肺源性心脏病、高原病或潜水病
假面具面容	面部无表情，像戴了面具一样	帕金森病或脑炎
狮状面容	面部布满高低不平的结与斑块，眉毛、睫毛、汗毛、胡须部分或全部脱落	瘤型麻风病
苦笑面容	面部肌肉痉挛，牙关紧闭，呈苦笑样	破伤风
甲亢面容	眼球凸出、眼裂开大、面黄肌瘦、兴奋不安、心悸、出汗、烦躁易怒等	甲状腺功能亢进症

名称	面容特征	病症
伤寒面容	反应迟钝，表情淡漠，舌红少苔，气短懒言，甚至出现意识不清	肠伤寒，脑炎，脑脊髓膜炎
肢端肥大症面容	头颅增大，颧骨突起，面部变长，下颌骨增大并向前突出，唇舌变厚，耳鼻增大	肢端肥大症
呆小病面容	面容发育不良，头发干枯，鼻梁扁平而宽，眼睑水肿，鼻头上翻，舌常伸出口外	呆小症
黑变病面容	面部出现淡褐色、深褐色或灰黑色的点状色素沉着，严重者连成一片	慢性中毒
白化病面容	面部呈乳白色或粉红色，头发为白色或淡黄色	白化病
猩红热面容	面部潮红，口鼻周围较苍白，即环口苍白圈	猩红热
煤气中毒面容	面部、口唇、眼睑结膜出现樱桃红色	煤气中毒
蛔虫病面容	在前额或两颧出现粟疹，面色萎黄，唇红	蛔虫病
阿狄森氏综合征面容	面部灰黑，前额最明显，口唇发青	肾上腺皮质功能不全
恶液质面容	面部肌肉瘦削，眼窝凹陷，面色晦暗或萎黄，表情痛苦或淡漠	重病晚期，如癌症
糖尿病面容	面色黄白，有红斑和丘疹	糖尿病
黑色面容	面色棕黑无光泽，兼有青灰	肝病
发绀面容	面部和口唇出现青紫色	缺氧
急性病面容	面色苍白或潮红，表情痛苦，鼻翼翕动	急性发热疾病，如肺炎，疟疾
慢性病面容	面色灰暗、憔悴、萎黄，表情淡漠	慢性消耗性疾病，如严重结核病、肝硬化、癌症

名称	面容特征	病症
肺结核面容	面瘦且白，下午两颊出现绯红，眼睛有神	肺结核
甲状腺功能减退症面容	面白且水肿，眼睑水肿松弛，眼裂变小，表情迟钝	甲状腺功能减退症
软骨发育不良症面容	头大面小，眉间隆起，鼻呈鞍状	软骨发育不良症
手足徐动症面容	头部扭动，舌头时而伸出口外	手足徐动症
唐氏综合征面容	鼻梁扁平，口常呈半张开状，舌尖伸出口外，表情痴呆	遗传性染色体病
重症肌无力面容	单侧或双侧眼睑下垂，皱纹增多，眼眉抬高，仰头伸脖	重症肌无力
斧头状面容	头部骨象显露，呈皮包骨样，正面看如上大下小的斧头状	肌萎缩症
眉骨隆起面容	眉骨隆起	小儿脑积水、佝偻病、肢端肥大症、地中海贫血等
破坏性面容	正常的面容或五官毁坏，出现一些不规则的收缩性瘢痕	外伤、烫伤、梅毒、恶性皮肤肿瘤等

第二章

眼部望诊

●眼睛不仅是人的灵魂之窗，也是人的健康之窗。它不但是人体接受和获取外界信息最多的器官，也是透露人体内部信息相对较多的器官。观察眼睛是否存在发黄、发红、不停眨动、流泪、两眼无神、上眼睑下垂、眼睑肿胀、瞳仁散大等状态，可知晓身体的健康状态。

眼与脏腑

《灵枢·大惑论》曰:“五脏六腑之精气，皆上注于目而为之精。”可以说目与五脏六腑、经络筋骨、精神气血都存在着密切的联系，通过眼睛探察五脏六腑的变化，对某些病症的诊断具有见微知著的意义。

眼为筋骨血气肌肉之部

《灵枢·大惑论》认为“精之窠为眼，骨之精为瞳子，筋之精为黑眼，血之精为络，其窠气之精为白眼，肌肉之精为约束，裹撷筋骨血气之精，而与脉并为系，上属于脑，后出于项中”。筋骨肌肉气血，又分属于五脏，后世医家据此发展为五轮学说,《秘传眼科龙木论》分为肉、血、气、风、水五轮，并以此检测相应脏腑的病变。

眼为五脏六腑之部

据《黄帝内经》所述，因肝属风主筋，所以黑睛被称为“风轮”，属肝与胆；心主血脉，故内外眦的血络被称为“血轮”，属心与小肠；因脾主肌肉，所以眼睑被称为“肉轮”，属脾与胃；肺主气，其色白，故白睛被称为“气轮”，属肺与大肠；因肾属水，主骨生髓，所以瞳被称为“水轮”，属肾与膀胱。另有八廓之说，以八卦方位分别对应脏腑。

眼为经络阴阳之部

据《黄帝内经》记载，直接与眼目有联系的经脉有：足太阳、足阳明、足少阳，手太阳、手少阳，手少阴，足厥阴，任脉、督脉、阴阳跷脉。经筋则有：足太阳、足阳明、足少阳，手太阳、手少阳，且太阳为上睑，阳明为下睑，少阳结于目眦为外维。

名词解释——八廓

中医眼科将外眼划分为八个部位（或方位），名为八廓。一般用自然界八种物质现象或八卦来命名，即天（乾）、水（坎）、山（艮）、雷（震）、风（巽）、火（离）、地（坤）、泽（兑）。

脏腑在眼的分布

眼睛之所以能辨识万物，原因在于五脏六腑精气的滋养。如果脏腑功能失调，精气不能充足流畅地注入眼睛，就会影响眼睛的正常功能。脏腑在眼睛的分区如下图所示：

左眼

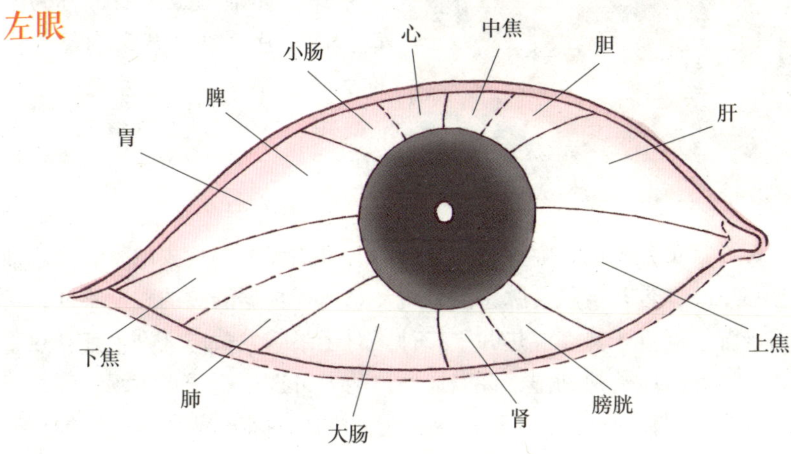

右眼

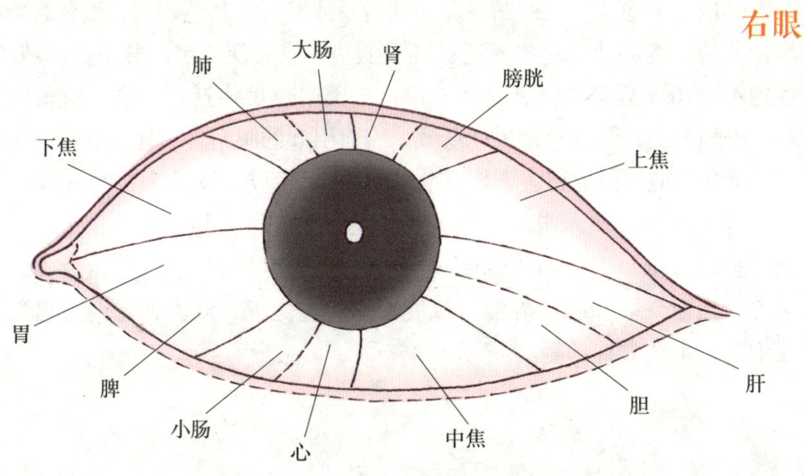

眼睛发黄

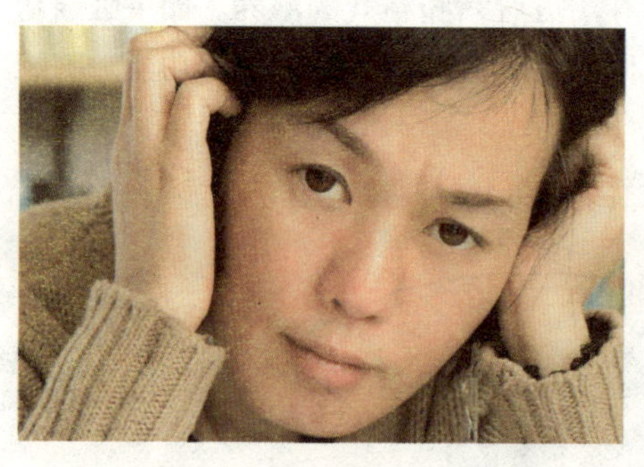

以眼睛发黄，并伴有尿黄、面黄、身黄的症状，一般先从眼黄开始，逐渐遍及全身，称为发黄。这一症状在《黄帝内经》中称为“黄疸”，历代医籍中还有“黄瘅”“谷疸”“酒疸”“女劳疸”“阳黄”“阴黄”等名称。

体内有湿热会使人的眼睛和身体发黄，且黄色鲜明，症见发热、口渴、身倦无力、食少纳呆、厌恶油腻、恶心呕吐、舌苔黄腻、脉象滑且跳动急速。根据湿热的程度不同，又有热重于湿、湿重于热、湿热并重三种。对于眼睛发黄应区别治疗：热重于湿者，治疗时应清热利湿，佐以通便，药方可选用栀子大黄汤；湿重于热者，治疗时应利湿化浊，佐以清热，药方应选茵陈五苓散；湿热并重者，治疗时应清利湿热，佐以解毒化浊，药方可选用茵陈蒿汤。

体内有瘀血会使人眼睛发黄，然后身体发黄，其色晦暗，面色青紫或黧黑；或胁下有肿块，疼痛不适；或有低热；或大便漆黑，脉象弦涩或细涩。这通常是由于肝郁气滞，日久成瘀；或因湿热黄疸迁延不愈，湿郁气机不利，瘀积肝胆，胆汁疏泄失职所致。瘀血引起的眼睛发黄比较顽固，不易速愈，治疗时应以活血行瘀、软坚散结为主，常用方剂有大黄䗪虫丸等。

脾虚血亏会使人眼睛发黄，肌肤发黄无光泽，神疲乏力，头晕，舌质淡，脉象濡细。这是由于劳倦内伤或久病，使脾胃虚弱，气血亏损，肝失濡养，疏泄失职，胆汁外溢所致。治疗时应健脾补气养血，药方可选用小建中汤、十全大补汤等。

眼睛发红

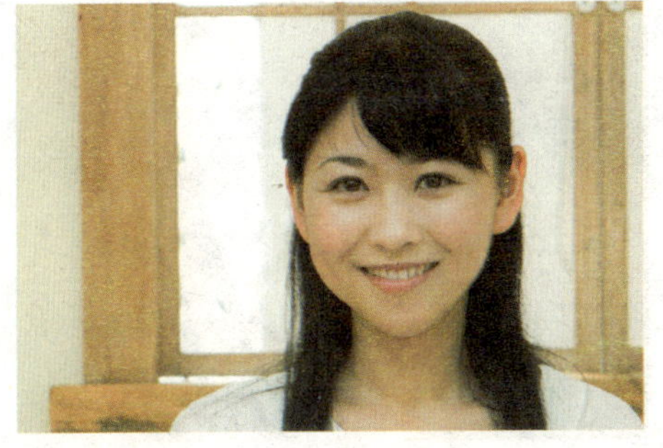

眼睛发红，是指双眼或一眼白睛红赤。在《黄帝内经》和《伤寒论》中均称“目赤”。其后历代医家，根据目赤的病因、病症等不同特点分别又有“暴风客热”“天行赤眼”“赤痛如邪”“大小眦红”等名称。

眼睛发红可由外感风热、天行时邪、邪热潜伏于脉络或酒毒蕴蓄体内造成。

外感风热会使人出现白睛暴赤，热泪如汤，羞明隐涩，兼见恶寒发热，头痛鼻塞，舌苔薄白，脉象浮浅且跳动急速等症。这主要是感受风热之邪而发，一般多发生于风盛之时。治疗时应疏风清热，药方可选荆防败毒汤或羌活胜湿汤。

天行时邪会使人出现白睛红赤灼热，眵多黏结，怕光羞明，眼涩难睁。传染性很强。这是因感受时气之毒而发，多偏于热盛。发病急且传染性强，往往是一人发病，迅即传染，广泛流行。治疗时应疏风泄热解毒，药方宜选驱风散热饮子。

邪热潜伏在络脉中，常见白睛淡红，表面有赤脉纵横，久而不愈。多因诸热性眼病失于调治，转变而成。或因经久冒涉风沙以及长期近火烟熏，或长期从事精微细致工作，目力过劳，以致热郁血滞而发病。治疗时应退热散瘀，药方可选退热散。

酒毒蕴蓄在体内，也会使人眼睛发红，表现为白睛渐渐黄赤，眼涩干痒。多有长期嗜酒病史，酒毒内蕴，脾弱肝旺，湿热上行，两目渐渐黄赤。治疗时应清热利湿，药方宜选茵陈五苓散。

眼睛不停眨动

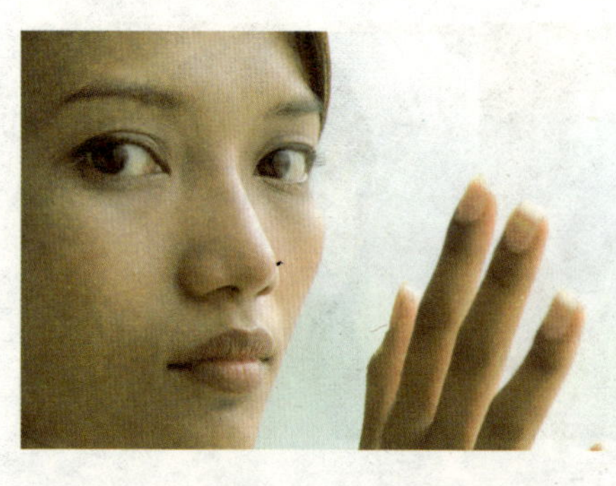

眼睛不停眨动是指眼睑开合失常，时时眨动、不能自主的症状。多与肝脾两脏有关，但又虚实不同。这一病状常发生在小孩身上。

肝虚血少而出现眼睛不断眨动为血虚不能荣养筋肉，濡润目窍的虚证。肝气乘脾而出现眼睛不断眨动，乃是因肝强脾弱；疳积伤脾眼睛不断眨动，乃脾伤疳积；均属因虚致实而患。诊断时必须加以区别。

肝经风热会使人两眼不断眨动，眼睑筋肉上下左右如风吹，不能自主。或伴发热，或致风搐，舌苔薄白，舌质红，脉象细且跳动急速，甚则手足搐动。多由于风热侵袭肝经，引动内风，循经上扰所致。故眼睑筋肉上下左右如风吹，频频眨动，不能自主，甚则手足搐动。治疗时应疏风清热，平肝定搐，药方可用泻青丸或柴胡清肝饮；如阴液已伤，应配合六味地黄丸。

肝气乘脾会使人两眼睑时时眨动，面色发青，夜卧易惊，食少纳呆，体倦乏力，舌苔白腻，脉濡细。多因肝气过盛化风，脾土受侵所致。治疗时应平肝健脾，药方可用五味异功散，加柴胡、白芍、生姜；如肝风较甚，去人参，加赤芍、蝎尾、钩藤。

肝虚血少会使人双眼连眨不止，眼部干痒，常以手揉眼，时轻时重，甚者入暮不能视物。舌淡红，脉濡细。属虚证。治疗时应补肝养血，药方宜用养肝丸加减；也可选用新鲜猪肝、羊肝煮食。

眼睛流泪

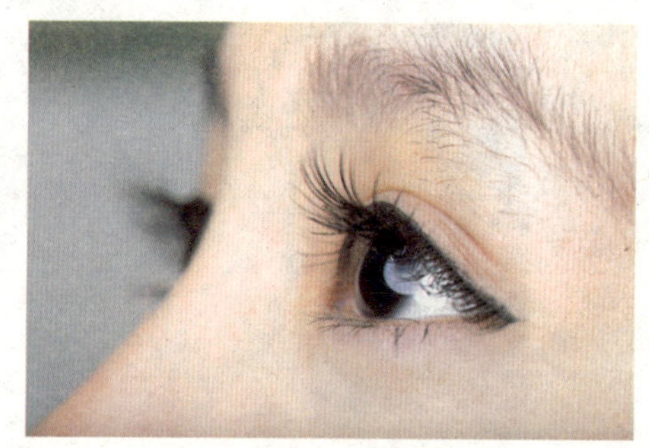

眼睛流泪是指泪液无制，溢出眼外。《素问》有“见风则泣下”的记述。《神农本草经》称之为“泪出”“泣下”。《证治准绳·七窍门》将其归纳为“迎风冷泪”“迎风热泪”“无时冷泪”“无时热泪”四类。

眼睛流泪可分为迎风流泪、流冷泪、流热泪等几种情况，病因也不相同，诊断时应加以区别。

肝经虚寒会使人出现迎风流泪，常见于年高血虚之人。主要表现为遇风则冷泪频流，形体消瘦，面色无华，唇淡甲白，舌质淡，脉细。严重的则伴有肢冷身凉、口中和、舌质淡、舌苔白润、脉象沉迟等症状。这种迎风流泪多由肝血不足，不能上荣于目所致。治疗时应养血祛寒，药方可用养血祛寒饮；若兼有肝虚气弱的症状，则用河间当归汤；冷泪日久，目视不明者，可服用枸杞酒调治。

肝肾两亏会出现常流冷泪，遇寒严重。初起泪止如无病，久则冷泪长流。伴有眼目昏眩，瞻视不明，耳鸣耳聋，失眠遗精，腰腿酸软，舌苔白，脉细弱。治疗时应温养肝肾、补益精血，药方可用菊睛丸、肝肾双补丸，配合麝香散搐鼻。

体内阴虚火旺会使人不时流热泪。主要表现为白天常流热泪，晚上则干涩，伴有头晕目暗，舌苔薄白或薄黄，舌质红，脉细且跳动急速等症状。多由肝肾阴虚，水火不济，虚火上炎所致。治疗时应滋补肝肾，从阴引阳，药方可用椒苄丸；如虚中挟实，兼有肝胆之火者，可用加味当归饮。

两眼无神

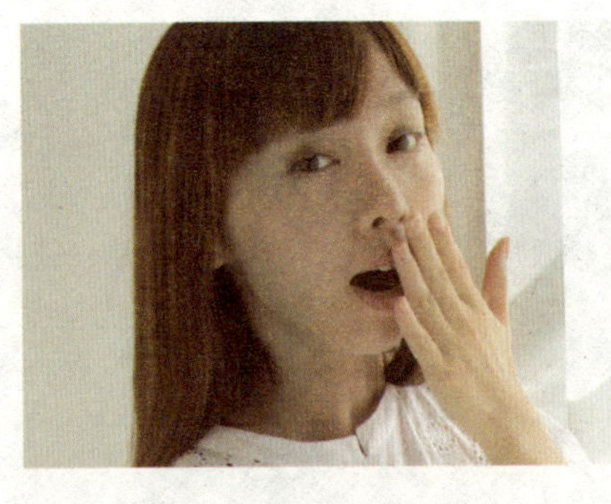

两眼无神，是指两眼神光不足。轻者自觉视物无力，眼皮酸困；重者形羸色败、昏不知人。《银海精微》中说："肝肾之气充则精彩光明，肝肾之气乏则昏蒙眩晕。"说明了眼神与全身脏腑精气的关系。

两眼无神主要是由体内阴血虚亏或精气衰败所致。

体内阴血虚亏会使人两眼光彩不足，自觉视物昏蒙，易于疲困。头昏耳鸣，肢软乏力，心悸失眠，潮热盗汗，舌红或舌淡，脉细数或虚软无力。其病因有四：①劳心思虑太过，心脾受损，心脾血虚，血不养睛；②外伤、虫兽伤或妇人产伤失血太多，血虚眼目失养；③久病失治，气阴两虚，目失濡养；④饮食失节，纵酒恣欲，房劳伤肾，肾精虚亏，精血不能上充。《景岳全书·目疾门》中说："眼目一证……既无红肿，又无热痛，而但或昏或涩，或眩晕，或无光，或年及中衰，或酒色过度，以致羞明黑暗，瞪视无力，珠痛如抠等证，则无非水之不足也。"对于阴血虚亏导致的两眼无神，治疗时应滋阴养血，药方应选三仁五子丸。

体内精气衰败会使人两眼内陷，目视无光，瞳仁散大，目不识人。形羸色败，喘急异常，二便失禁；或两手循衣摸床；或语无伦次。这是病势垂危的征兆。脏腑精气衰败，不能上行于目，则两目内陷，暗淡无光。瞳仁内应于肾，久病穷必归肾，肾精衰败，则瞳仁神光自散，故双眼内陷，暗淡无光，瞳仁散大，目不视人为其辨证要点。本症是精气衰败、阴阳竭绝的危重病症。治疗时应回阳救逆，药方应选四逆加人参汤。

上眼睑下垂

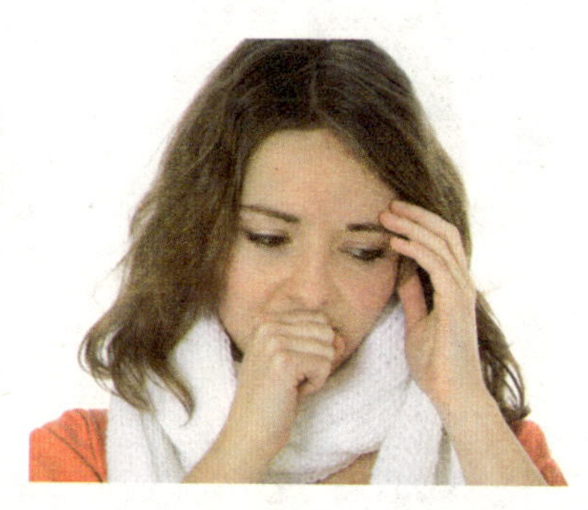

上眼睑下垂，指眼皮下垂，难以抬举，影响眼睛看东西。轻者半掩瞳仁，重者黑睛全遮，垂闭难张。上眼睑下垂，一般分为先天与后天两种。

先天性上眼睑下垂多双眼同病，由遗传或先天发育不全而致提上睑肌功能减退甚至丧失引起；后天性上眼睑下垂，多单眼发病，得之于病后创伤所致动眼神经麻痹或重症肌无力或其他原因。

中气下陷会使人上眼睑下垂，起病较缓，上眼睑缓慢下垂，逐渐加重。轻者半掩瞳仁，重者黑睛全遮，垂闭难张。患有视物往往仰首提眉，久则额部皱纹深凹，甚则需以手提睑，方能见物。全身体弱乏力，形寒气短，四肢虚软，舌淡质嫩，脉虚沉微。或见脱肛，妇女或见子宫脱垂。治疗时应补中益气，药方宜选补中益气汤。

风邪侵入络脉会使人上眼睑下垂，起病较急。主要表现为忽然上眼睑下垂，兼痒如虫行，头痛目胀，舌红，脉象浮浅且跳动急速。这是因外感风邪、入里中络、筋脉受损所致。风善行而速变，故发病急速，临床常见上眼睑忽然下垂，风盛则痒，上冲头目，则头痛目胀。治疗时应养血祛风，药方可选除风益损汤。

气滞血瘀会使人上眼睑下垂，主要因眼部或头额部遭受外伤，瘀血阻滞经络，胞睑纵而不收；或筋脉已断，气滞血瘀，胞睑无力提举。此类患者有明显眼部或头额部外伤史。治疗时应行气活血，药方可选祛瘀四物汤。

眼睑肿胀

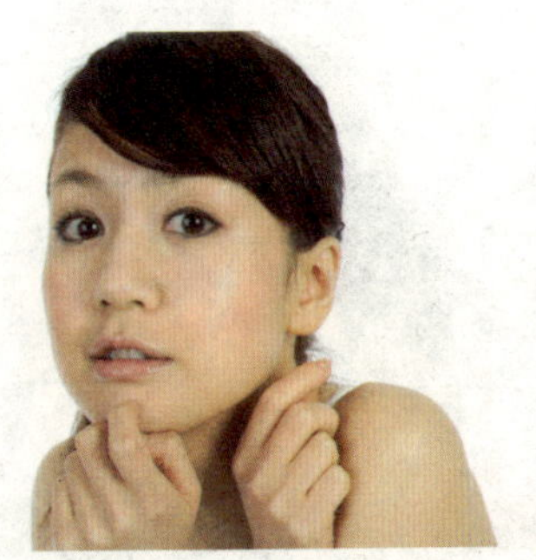

眼睑肿胀，是指上胞下睑肿胀不适。本证在《灵枢·水胀》中名为“目窠上微肿”。在《素问·评热病论》中被称为“目下肿”。《金匮要略·水气病脉证并治》中称为“目窠上微拥”。

眼睑肿胀可由生理因素或病理因素所致。生理因素多见于睡眠不足、枕头过低及流泪之后。病理性的眼睑肿胀相当于西医所指的眼睑非炎性水肿，包括眼睑血管性水肿、肾小球肾炎性水肿及营养不良性水肿等。中医认为，眼睑肿胀往往是全身疾病在眼睑局部的表现。《证治准绳》中称其为“肿胀如杯”“脾虚如毬”，前者为外障实邪，后者乃气虚所致，后世医家多从其说。

肺脾积热会导致眼睛赤痛，热泪时出，怕光羞明。继则眼睑肿胀，红肿如桃，疼痛拒按，痛引头额；或伴恶寒发热、舌红、脉跳急速等。此症多因热邪入里，或饮食失节，壅热上攻，燥火客邪，血分热盛，热积胞睑所致。《银海精微·胞肿如桃》中说：“此乃脾肺之壅热，邪客于腠理，致上下胞肿如桃，痛涩泪出。”治疗时应清火散风解毒，药方可选散热消毒饮。

脾虚湿滞会使人上胞浮肿，虚肿如球，患处喜按，拭之稍平，少顷复起，目不赤痛；或兼目痒，脉弱，舌胖苔薄白。多因脾胃气虚，中气不足，运化失司，水湿停于胞睑所致。因虚而浮肿，故按之不痛，且患处水湿稍散，眼睑肿胀稍平，继而水湿复聚，顷复如故。风为肝之气，脾虚则风邪更易侵入，若兼风邪则见口痒。治疗脾虚湿滞引起的上胞浮肿应补中益气，健脾渗湿，药方宜选神效黄芪汤或助阳活血汤。

瞳仁散大

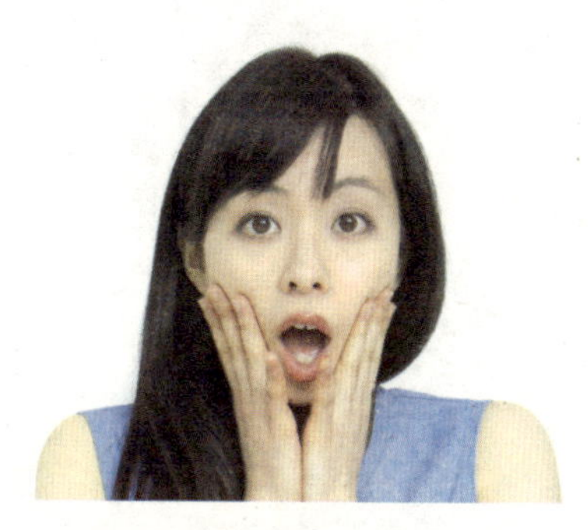

瞳仁散大是指瞳仁较正常的大，甚至展缩失灵，散而不收。本症在《兰室秘藏》中称为“瞳子散大”，在《证治准绳》中则称为“瞳仁散大”。

瞳仁散大又被称为“瞳仁开大”“瞳子散大”“瞳仁散杳”。瞳仁由先天之精气所生，后天之精气所养。精气失于敛聚，则瞳仁散大。所以，该症的调治原则应为聚敛精气。

气阴两虚会使人出现瞳仁散大，视物如在云雾之中，患眼干涩不爽，头晕目眩，体倦乏力，心烦少寐，口咽干燥，舌苔黄质红，脉濡细。其属虚证。因心肝火盛，气不摄敛，阴失濡养所致。治疗时应益气养阴，药方可用滋阴地黄丸。

阴虚火旺上炎会使人瞳仁散大，视物模糊，目赤眵结，耳鸣耳聋，腰膝酸软，遗精滑泄，舌红苔少，脉虚细且跳动急速。属本虚标实。治疗时应滋阴降火，药方宜用泻心汤，兼服磁朱丸。

暴怒伤及肝脏会使人瞳仁散大，视物昏蒙，面红目赤，胸闷胁痛，烦躁不宁，嗳气少食，舌红苔薄，脉弦。多由肝气上逆所致，肝郁不达，怒则气上。治疗时应调肝理气，药方可用调气汤，兼服磁朱丸。

外伤也可能导致瞳仁散大，常伴有气滞血瘀的症状。治疗时可用活血化瘀之法，药方宜选用桃红四物汤加减。

第三章

耳鼻口望诊

●望诊除了观察面色以外，也需要同时留意耳鼻口。耳朵是人体各脏腑组织器官的缩影，鼻子是人体内脏的外在表现，口唇是内脏健康与否的信号灯。如果出现耳内长肉、鼻子生疮、口中生疮、嘴唇青紫、咽喉肿痛、牙齿焦黑、牙龈出血、牙龈萎缩等症状，就要注意了。

耳与脏腑

耳为肾之窍，十二经别行于耳前后，所以说耳为“宗脉之所聚”。《素问·金匮真言论》中说：“南方赤色，入通于心，开窍于耳。”可见，耳诊能察知心脏功能。

据现代耳针疗法研究发现，耳部有脏腑与身体相关部位的反射区域，而且，人体内脏在耳部的反射区分布是有规律的。经常按摩耳朵，对体内各脏腑皆有很好的保健效果。

根据相应部位取穴

内脏、肢体、器官等发生病变，在耳郭相应部位会有压痛点（或反应点），可作为取穴的根据。

根据中医理论辨证取穴

根据中医脏腑学说，肝与胆，心与小肠，肾与膀胱，脾与胃互为表里，因而肝病取胆穴，心脏病取小肠穴，肠炎取肺穴。中医有“肝开窍于目，心开窍于舌，脾开窍于口（唇），肺开窍于鼻，肾开窍于耳”的理论，因而一般来说眼病取肝穴。

根据西医理论取穴

皮质下耳穴有调节大脑皮层的功能，因而神经系统的病症要取皮质下耳穴；交感穴有调节自主神经的功能，因而内脏病痛要取交感穴；太渊穴有调节呼吸中枢及抗过敏的功能，因而哮喘要取太渊穴。

根据临床经验取穴

通过大量临床实践，总结了治疗疾病的有效耳穴，如眼穴、肝穴、脾穴能治疗麦粒肿（睑腺炎）；颈椎穴、颈穴、神门穴、外生殖器穴，能治疗落枕。

耳朵正背面反射区

人的耳朵与全身各个部分都有一定的对应关系，所以，了解耳朵各部分的反射区，并经常按摩，对身体保健有很好的效果。

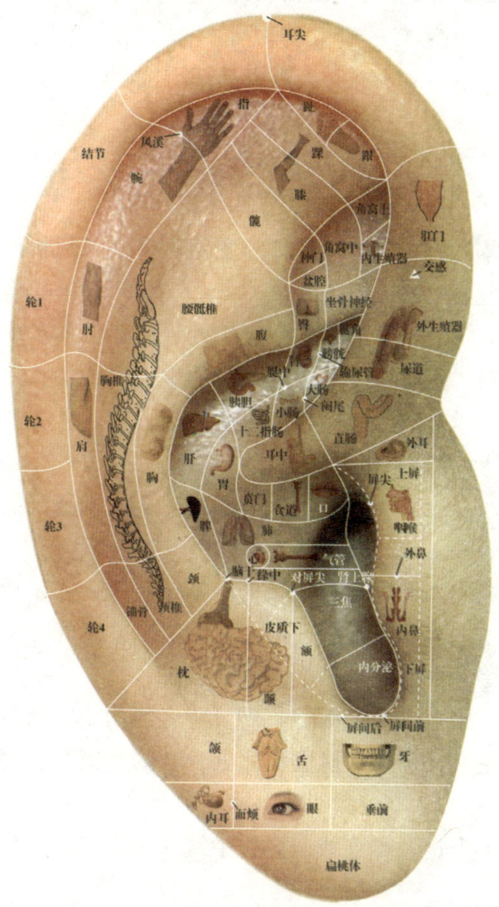

耳郭正面穴位

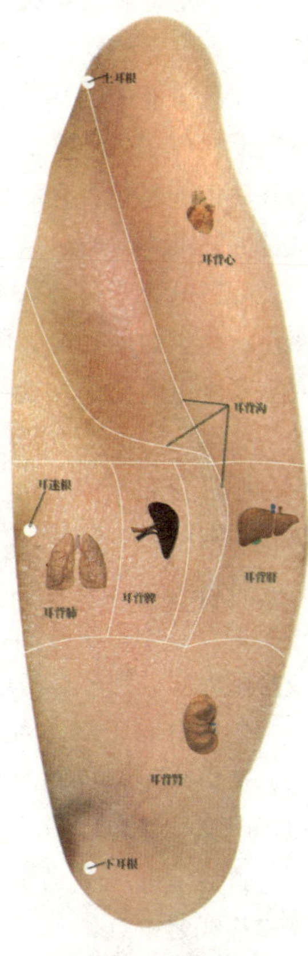

耳郭背面穴位

鼻与脏腑

《素问·金匮真言论》中说："西方白色……藏精于肺。"《灵枢·脉度》又指出："肺气通于鼻，肺和则鼻能知香臭矣。"可见，鼻与脏腑中的肺相对应。但从全息论的角度来看，鼻与人体各脏腑器官都有联系。

中医学认为，鼻是体表的一个器官，与肺、脾、胆、肾、心等脏腑有着密切的生理和病理关系。所以，望面诊病时，观察鼻部周围颜色的变化是其中的重要环节。

肺区分布于两眉内侧端连线之中点。肺主鼻，鼻为肺之窍、肺之官；肺气上接气道通于鼻，构成肺系，肺气充满则能与鼻共司呼吸，助发音，知香臭；肺系是否有病可以从鼻上反映出来，鼻部的变化也可用以判断肺系是否健康。

脾区分布于鼻准头上缘正中线上。鼻为血脉聚集之处，而脾脏具有统率血、化生血的功能，脾的统血、生血功能可以影响鼻的生理功能，其完成需靠脾气升清的功能协助；脾经有病，则会影响头面诸窍，包括鼻在内的"九窍"的正常生理功能，脾不健康便九窍不利。

胆区分布于内眦之下，肝穴外侧。胆经之气上通于脑，下通于鼻，胆热移脑则可影响鼻，引发鼻渊。

肾区分布在鼻翼水平线与太阳穴的垂直线交叉处。鼻司呼吸，依靠肾气协助，其中肺主呼出，而肾主纳入。肾不纳气则引发为哮喘；肾气不足或肾阳虚弱，则鼻易为风寒所袭，可表现为多嚏。

心区分布于两目内眦连线之中点。鼻主嗅觉，需要心经的功能协助参与，所以也可以说心主嗅。心主脉，鼻为血脉聚集之处，心的健康与否可以影响和导致鼻病。

肝区分布于鼻梁最高点之下方，两颧连线与鼻正中线交叉点，心穴与脾穴连线之中点。

鼻全息图

鼻子与人体五脏六腑及四肢相对应，可以借此来推断身体的健康情况。从整体来看，人体各部位在鼻子区域的分布就像一个坐着的人。

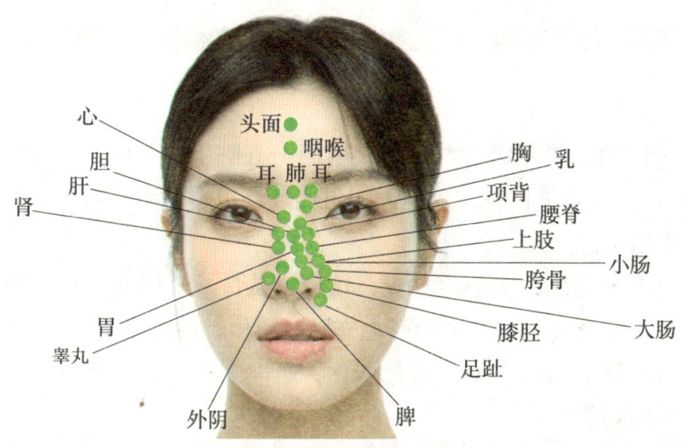

鼻子的颜色与征象

根据鼻子与脏腑的对应，当鼻子表现出不同的颜色时，说明身体的相应部位出现了异常。了解不同颜色的变化与其所代表的征象，可以随时把握自己的健康状况。

颜色	征象
鼻色青	①鼻部青黄：多为肝病；②鼻头色青：主腹中痛；③鼻尖青黄：多为淋病
鼻色赤	①鼻头色赤：主肺脾二经有热，或主风病；②面红、鼻更红：为常饮酒者；③妇女鼻梁暗红，两侧有黄褐斑：多为月经不调、闭经
鼻色黄	①鼻部黑黄而亮：有瘀血；②鼻部黄黑枯槁：主脾火津涸；③鼻头色黄：内有湿热，还主胸中有寒
鼻色白	①鼻部色淡白：主肺病，如寒痰、慢性支气管炎；②鼻部色㿠白：为气虚、血虚，还主脾虚，脾胃虚寒
鼻色黑	①鼻头色黑光浮而明：为暴食不洁食物；②鼻头黑而枯燥：为房劳；③鼻部色灰黑：多为血虚、血瘀之疾；④妇女鼻头微黑：为膀胱及子宫病；⑤男子鼻头色黑且侵入人中：乃寒伤肝肾，主阴茎睾丸痛

唇与脏腑

中医认为，脾开窍于口。如《素问·五脏生成》中说：“脾之合肉也，其荣唇也。”脾之华在唇，且足阳明胃经环绕口唇，所以脾胃的病变可以在唇部表现出来。

口以开阖为用，为心之外候，饮食均从口入，四通八达，为脏腑之要冲。大肠之经脉挟口交人中；肝之支脉环唇内；冲脉络唇口；任脉至承浆；督脉上颐环唇。所以，唇之形色变化，肌肉荣枯，皮之薄厚等都可测知其有关脏腑的功能状态。

如果从脏腑在唇部的分布来看，唇其实是一个上下翻转了的八卦图。具体的对应关系如下：

将口微闭，自两口角画一横线，再自鼻中沟经上下唇中央画一垂直于两口角的竖线，将口唇分成四等分，再划两条过直角中点的斜线，将口唇分成八等分，每份为一个八卦方位，每个脏腑分配在一个方位上，然后根据每个方位上的形态、色泽等来判断生理、病理变化。

1. 乾一——属肺、大肠。肺热发热患者，多在口唇下方起疱疹；2. 坎二——属肾、膀胱。急性肾炎的患者此处红紫，慢性肾炎的患者此处暗黑；3. 艮三——属上焦、膈以上，胸背部、胸腔内脏器、颈项、头颅、五官。凡是上焦火旺的患者此处易起疱疹、口角溃烂；4. 震四——肝胆区。凡是肝胆有湿热、瘀热、肝胆火旺者，均有疱疹或肿胀、痛、痒等；5. 巽五——属中焦。凡是中焦疾患均在此处有胀肿、疱疹等；6. 离六——属心、小肠。凡心经有热、小肠经有热，鼻唇沟左侧起疱疹；7. 坤七——属脾和胃。凡是脾、胃有病均在此处有疱疹或红肿；8. 兑八——属下焦。凡是下焦有湿热、瘀血者，均易在此处起疱疹、肿胀、烂口角等。

唇八卦全息图

根据唇部与八卦的对应，可以划分唇的脏腑分区，如图所示：

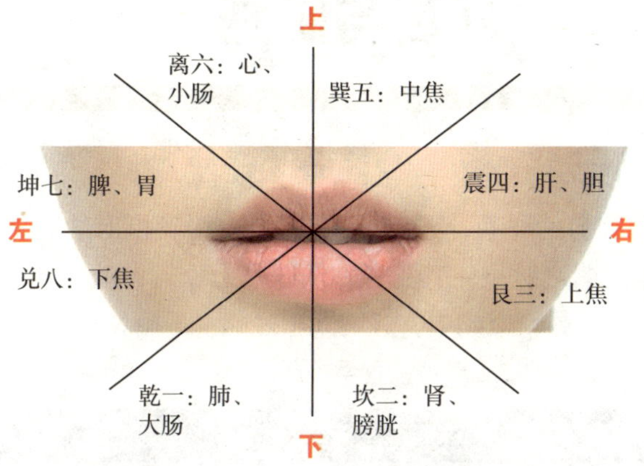

口唇是身体健康的晴雨表

健康的唇应为淡红色，圆润饱满而不干燥，无溃疡、开裂等。当身体发生病变时，口唇会第一时间显露出来。因此，把握口唇的颜色变化，也就是把握了自己的健康。

口唇颜色	征象	防治方法
红色、深红色或紫红色	预示体内火比较大，颜色越深，火越大。常见不适有：牙疼、头疼、头晕、便秘、尿黄等	减少辛辣食物、糖类、鸡肉、羊肉等物质的摄入。将玄参30克，生地黄30克，麦冬30克，肉桂2克，用水煎服
青黑（紫）色	预示体内有比较明显的血瘀气滞的情况。常见不适有：胸闷、善太息、胸部偶有刺痛、噩梦等	每天30分钟慢跑。每天喝点醋，能起到活血化瘀和改善心情的作用
淡白色	预示身体里的气血处于相对匮乏的状态。常见不适有：乏力、困倦、背痛、性欲低下等	加强鱼肉、鸡肉、牛肉、羊肉、鸡蛋等高营养物质的摄入，不过度熬夜
嘴唇周围皮肤泛起一圈黑色	预示身体内有湿气，也意味着肾和脾胃都开始亏虚了。常见不适有：食欲下降、消化较差、下肢有沉重感、小便频等	尽量避免食用各种甜食、油腻、生冷食品等。饭后一定不要急于卧倒或是睡眠，每天用热水泡一下脚

牙齿与脏腑

关于牙齿同脏腑的联系，《灵枢·经脉》中明确指出的有胃、大肠二经，如“大肠手阳明之脉……其支者，从缺盆上颈，贯颊，入下齿中……胃足阳明之脉，起于鼻，交頞中，旁纳太阳之脉，下循鼻外，入上齿中”。

牙齿与脏腑的关系

现代解剖学将牙齿分为切牙、尖牙、前磨牙、磨牙。形态和功能的不同，决定了各部分牙齿所属的脏腑不同：上切牙属心，下切牙属肾；上尖牙及前磨牙属胃，下尖牙及前磨牙属脾；上左磨牙属胆，下左磨牙属肝；上右磨牙属大肠，下右磨牙属肺。

牙齿是人体相对独立的一部分，也是人体成比例缩小后的形态。所以，它不仅和胃、大肠有密不可分的关系，也和人体的其他脏腑密切相关。

牙齿与肾脏关系密切

齿为骨之余，肾主骨。说明肾与齿关系密切。《黄帝内经》不仅肯定了齿与肾气、精髓、手足阳明经脉等脏腑经络在生理上的联系，而且说明了胃火牙痛、肾虚齿松齿脱等齿病与脏腑在病理上的联系。温病学家叶天士丰富发展了这一诊断方法，他在《外感温热篇》中说：“牙齿，上半截润，胃津养之；下半截燥，由肾水不能上滋其根，而心燔灼……”可见，牙齿也能反映出人体各脏腑的信息。

与牙齿相连接的是牙龈，牙龈上为足阳明胃经所贯络，下为手阳明大肠经所贯络。牙龈的色泽和荣枯的变化，也可以作为诊断疾病的依据。

牙齿与脏腑的分区

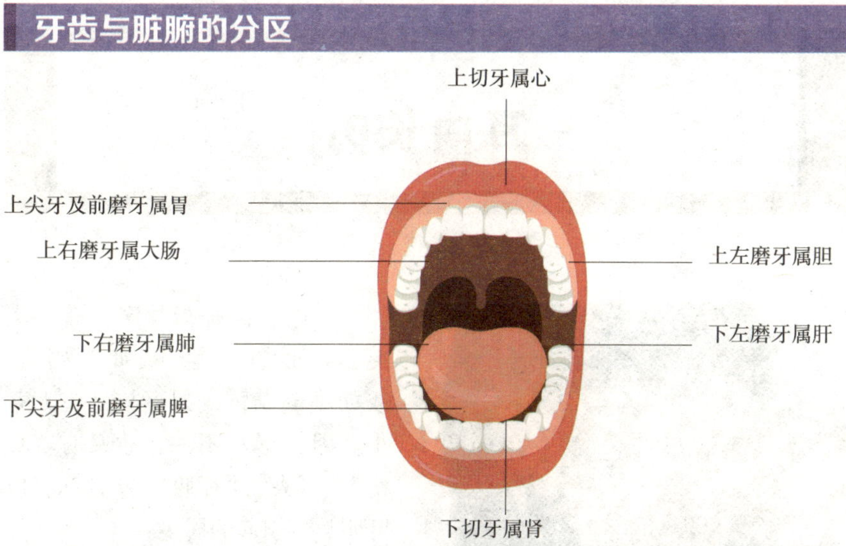

牙龈反射区

牙齿与脏腑的关系主要靠牙龈来联系，下图中所示的牙龈反射区将牙齿与全身联系起来。了解这些区域，可以很好地把握身体的健康状况。

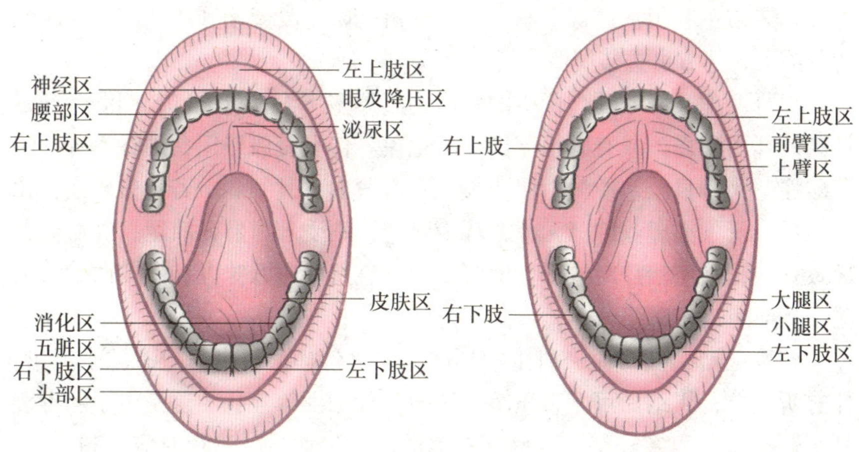

耳内长肉

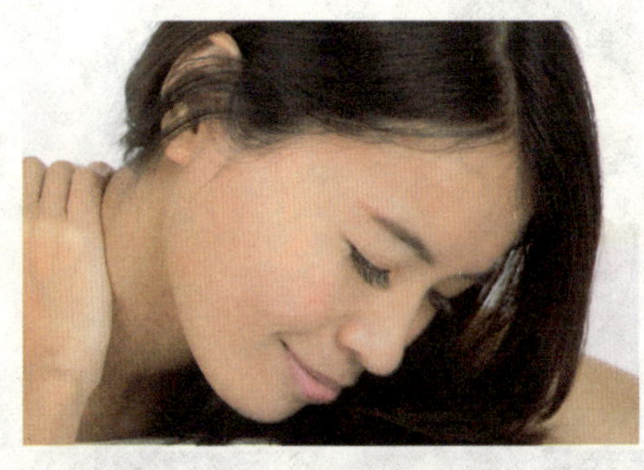

耳内长肉是指耳窍内有小肉突出，形如樱桃，或如羊奶头，或如小蘑菇，或如枣核，头大蒂小。因其形状不一，故又有“耳痔”“耳蕈”“耳聤”等名称。以肝胆热毒引起的居多。

耳内长肉多由肝胆蕴热、热毒袭耳，脾肾两虚、邪滞耳窍，邪毒久留、气滞血瘀所致。

肝胆蕴热、热毒袭耳所生的耳肉，形状大小不一，色红无皮。常湿润，或有稀水溢出，或有脓液，或出血，触之疼痛。这是由于耳为肝胆经脉所过，邪热结于肝胆，热毒上蒙清窍，气血受阻，凝聚于耳所致。治疗时应清肝泻火，药方可选柴胡清肝汤。

脾肾两虚、邪滞耳窍所生的耳肉，其形多不大，色淡红，潮湿，迁延日久，耳内稍痛，或有脓水流出，听觉差。伴有脘腹胀闷，纳谷不香，腰膝酸痛，头晕目眩，便溏，溲清长，舌苔薄白，脉细弱。若脾失健运，化源不足，肾气亦虚。脾肾两虚，耳为肾窍，则受邪。邪毒滞留、气血凝聚遂致耳内长肉。治疗时应补益脾肾，药方宜选桂附八味丸和参苓白术散加栀子、柴胡、连翘等。

邪毒久留、气滞血瘀所生的耳肉，触之疼痛，或出血或有脓水流出。伴有听觉差，胃纳尚可，舌质暗、苔薄，脉细涩等症状。这是由于邪毒袭耳，迁延日久阻塞经络，气血瘀滞不散，结聚而成。治疗时应调和气血，行滞化瘀，药方可选当归桃红汤。

耳内流脓

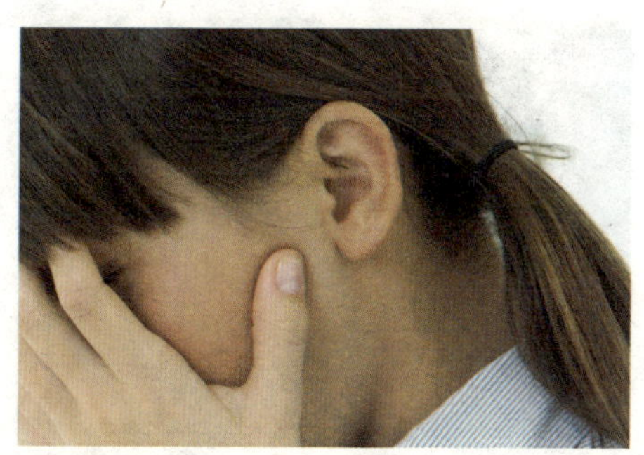

耳内流脓是指耳内流出脓液，其色或黄或青，其质或稠或稀。最早见于《诸病源候论》，书中称之为“聤耳”。《证治准绳》中说：“聤耳亦曰耳湿，常出黄脓；有风耳毒，常出红脓；有缠耳，常出白脓……”

耳内流脓的原因主要有风热上扰、肝胆湿热、肾阴虚损、虚火上炎等。

风热上扰会引起耳内疼痛胀闷、跳痛或锥刺痛。剧痛后，耳内流脓，痛缓解。其症状为听觉差、头痛、发热、恶风、鼻塞流涕、咽干而痛、口渴，耳膜破溃、有脓液出、色黄，舌苔薄黄，脉浮数。病因为风热邪毒侵袭，传热入里，熏蒸耳窍，火热搏结，生腐化脓。治疗时应祛风清热，辛凉解表，药方可选银翘散或桑菊饮，并加蒲公英、紫花地丁、野菊花等清热解毒之品。

肝胆湿热引起的耳内流脓发作急骤，耳痛重，脓出痛减。伴有发热、口苦、咽干、头痛，便干溲赤，耳脓黄稠、量多，舌苔黄腻，脉弦数等症状。病因为湿热之邪蕴结，循足少阳胆经上扰，湿热搏结，化腐生脓。肝胆湿热引起的耳内流脓为急骤的实热证，一般无表证，仅见里实热证，主肝热。治疗时应清肝胆湿热，药方宜选龙胆泻肝汤。

肾阴虚损、虚火上炎引起的耳内流脓，时间长久，时作时辍，脓包清稀无味，伴头晕、耳鸣、耳聋，腰膝酸软，口干心烦，面色潮红且有低热，舌质红，脉细数。病因为肾精虚损，不能制阳，虚火上炎，循经上蒸于耳，肾窍空虚，易受外邪，邪与虚火交蒸，化腐为脓。治疗时应滋阴降火，药方可选知柏地黄丸。

耳朵流血

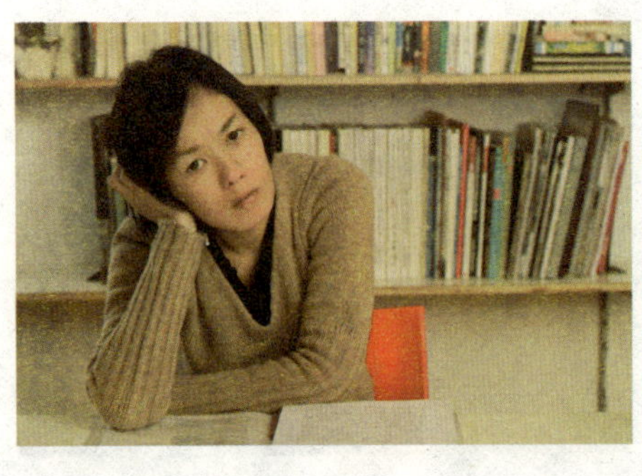

耳朵流血，即耳窍出血。“耳中出血，少阴火动所致。”“耳中无故出血，名曰耳衄。乃肝肾相火上逆，迫血而衄。”故耳衄又有虚实之分。

耳朵流血均为火旺上扰，迫血妄行所致，但肝火上逆导致的耳朵流血为实火，阴虚火旺导致的耳朵流血为虚火。

肝火上逆会使血从耳中突然流出，量较多，耳部疼痛，心烦易怒，或胸胁胀满，口苦，目赤，头痛，小便实，脉弦且跳动迅速有力，舌质红。此症状属于“实热”，多因七情过激，肝失条达，气郁化火，循经上扰耳窍，迫血妄行，致血从耳中流出，出血量多，发作急骤。治疗时当清肝泻火，凉血止血，药方可选用犀角地黄汤加龙胆草、旱莲草等，外用龙骨煅灰掺敷。

阴虚火旺会使血从耳中缓缓流出，时作时止，量不多，耳部不肿痛，头晕目眩，心悸耳鸣，腰膝酸软，神疲乏力，脉细且跳动迅速，舌质红。这类耳朵出血多是由肾阴不足、水不济火、相火上炎、迫血妄行所致。呈慢性发作，时作时止。肾阴虚则精水不充，脏腑经络孔窍失养，出现心悸、头晕、目眩、耳鸣、腰酸乏力等肾虚表现。治疗时当滋阴降火，药方可选用知柏地黄汤加麦冬、玄参。

从西医的角度讲，耳内流血兼有黄脓，极有可能是得了急性化脓性中耳炎，是病菌进入鼓室引起的鼓室黏膜炎症，可因急性上呼吸道感染、急性传染病及在污水中游泳或跳水、不适当的咽鼓吹张、擤鼻或鼻腔治疗之后经咽鼓管途径侵入中耳所致。

鼻子生疮

鼻子生疮，是指鼻前孔附近皮肤红肿、糜烂、结痂、灼痒，有经久不愈、反复发作的特点。《医宗金鉴·外科心法要诀》中说：“鼻疳者，因疳热攻肺而成，盖鼻为肺窍，故发时鼻塞赤痒疼痛，浸淫溃烂，下连唇际成疮，咳嗽气促，毛发焦枯也。”

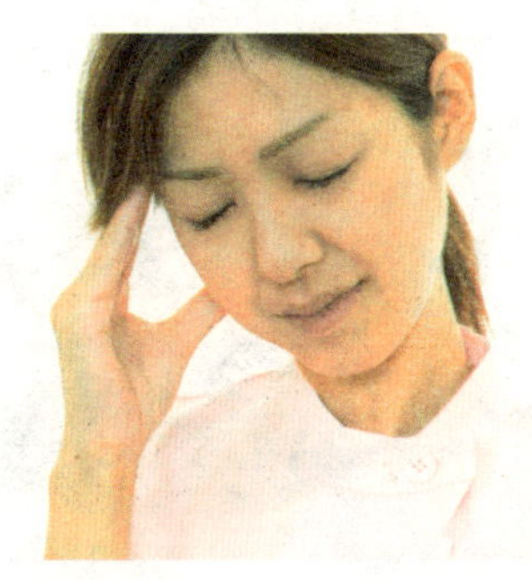

肺经蕴热、邪毒外袭会使鼻前孔灼热干焮、微痒微痛，皮肤出现粟粒状小丘，继而表浅糜烂、溢出少许黄色脂水或结有黄痂皮，周围皮肤潮红，甚至皲裂，久则鼻毛脱落，全身无明显症状。肺经蕴热、风热外袭，瘀滞于鼻，熏灼鼻孔处肌肤，则出现粟粒状小丘、微红。热盛则肿而痛、灼热干焮，进而结痂。热毒腐灼肌肤溃破，则糜烂溢出脂水，风盛则痒而燥裂。对其应内外兼治：内治宜清热泻肺、疏风解毒，可选用黄芩汤加减。若焮热痛甚者，加黄连、牡丹皮以助清热解毒、凉血止痛之力，亦可选用银翘散和泻白散加减。外治时将内服的中药渣再煎，湿热敷于局部。或用漆大姑、苦楝树叶、桉树叶各 30 克煎水洗患处。

脾胃失调、湿热郁蒸会使鼻前孔肌肤糜烂、潮红焮肿，常溢脂水或结黄浊厚痂，痒痛，偶见皲裂出血，严重者可侵及鼻翼及口唇，鼻窍不通，言谈不爽。脾胃失调，湿浊内生，蕴而生热，湿热循经上蒸，壅结鼻窍，腐蚀肌肤，则鼻窍肌肤糜烂潮红，湿浊不清，则脂液溢出，积成黄浊厚痂。对其也应内外兼治：内治宜清热燥湿，解毒和中，可选用萆薢渗湿汤加减。外治可用明矾 3 克，生甘草 10 克煎水洗涤，以清洁、消毒、敛水。糜烂久不愈者，可用瓦松适量，烧灰存性，研末，撒布患处，以燥湿敛疮。

口中生疮

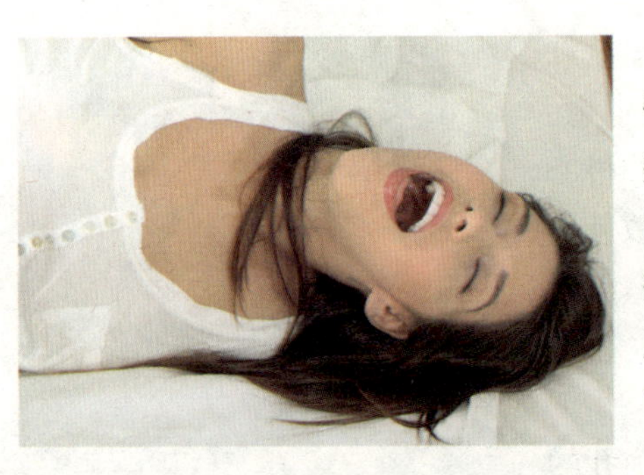

口中生疮简称“口疮”。《黄帝内经》中称为“口糜”或“口疡”。后世根据其临床表现及病机的不同，又有“口疳”“口舌生疮”“口中疳疮”“口破”“口内糜腐”等称。但一般习惯上称之为“口中溃疡”。

脾胃积热会使口、唇、舌及齿龈等处生疮，周围红肿，甚则腮舌俱肿痛，影响进食，口渴饮冷，大便秘结，尿黄赤，或兼身热，舌质红，或有裂纹，舌苔黄，脉数有力。脾胃积热引起的口疮，属于实热，多因饮食失节，嗜食辛辣醇酒、炙煿厚味，脾胃积热，脾开窍于口，脾胃之热上蒸于口所致。治疗时应清热泻火，药方宜选凉膈散、泻黄散。

阴虚火旺引起的口疮易反复发作，每因劳累或夜寐不佳而诱发，疮面黄白色，周围淡红，疼痛昼轻夜重，口干，心烦失眠，手足心热，舌红少苔，或有红裂纹，脉象沉细且跳动有力。阴虚火旺引起的口疮，属于虚热，多因思虑劳倦，心阴暗耗，或热病后期，阴分受伤，阴虚火旺，上炎于口所致。治疗时应滋阴清火，切忌苦寒伤阴，如偏于心阴虚者，药方可选黄连阿胶鸡子黄汤；偏于肾阴虚者，药方可选知柏地黄汤等。

中气不足会引起口疮反复发作，时轻时重，疮面色淡，疼痛较轻，纳少脘胀，大便不实，肢软神疲，短气懒言，舌质淡，边有齿痕，舌苔白，脉象细弱。治疗时应用补中益气汤或黄芪建中汤；如气阴两虚者，可选生脉散。

嘴唇燥裂

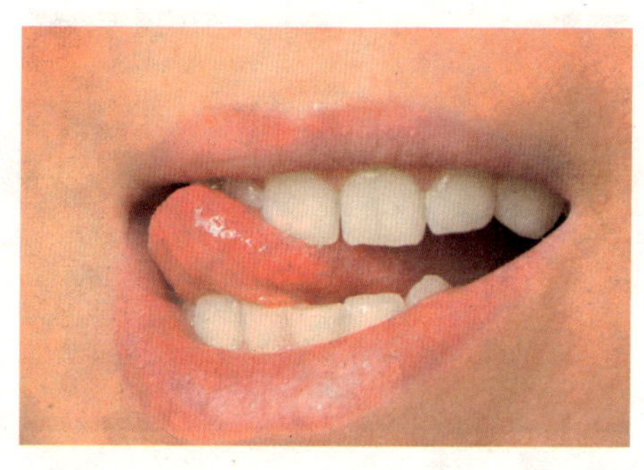

嘴唇燥裂，是指口唇出现裂隙或裂沟，古称“唇裂肿”“唇燥裂”。中医认为是脾胃热盛或阴虚火旺引起。现在医学一般认为是核黄素缺乏或脾胃热盛及阴虚火旺的征象。

脾胃热盛会引起口唇红肿有裂沟，伴有大渴引饮、多食易饥、口臭、大便秘结、脉象洪大或滑且跳动迅速、沉实，舌质红，苔黄厚。多因热邪入里或多食辛辣厚味所致。唇为脾之外候，足阳明胃经挟口环唇，脾胃热盛，唇失滋养，故可产生唇裂。临床上多伴有烦渴、易饥、口臭等阳明实热表现。治疗时当清泄脾胃实热，用清凉饮或滋唇饮，使上下清凉，火热自消。《石室秘录·唇裂》论唇裂治法时说：“人有火盛之极……大渴呼饮，虽非伤寒之症所得……白虎汤亦可救，但过于太凉，恐伤胃气，往往有热退而生变，仍归于亡，故白虎汤不可轻投也。我有一方，名曰清凉散。元参二两，麦冬一两，甘菊花五钱，青蒿五钱，白芥子三钱，生地三钱，车前子三钱，水煎服。”

阴虚火旺会引起唇赤干裂、颧红、潮热盗汗、虚烦不眠、小便黄、大便秘结、舌质红、苔少、脉象细数。多由于急性热病耗伤阴液，或五志过极，化火伤阴，或过服温燥劫阴之药，导致阴虚火旺，火炎灼口，出现唇裂。并兼有颧红唇赤、潮热盗汗、虚烦不眠、舌质红、脉细数等阴虚内热之象。本症与脾胃热盛唇裂，虽皆为热象，但本症为虚热，彼为实热。治疗时应根据具体情况区别对待。对于实热治疗时应清之泄之；对于虚火的治疗原则，则是“壮水之主，以制阳光”，药方可用滋阴地黄丸。

嘴唇青紫

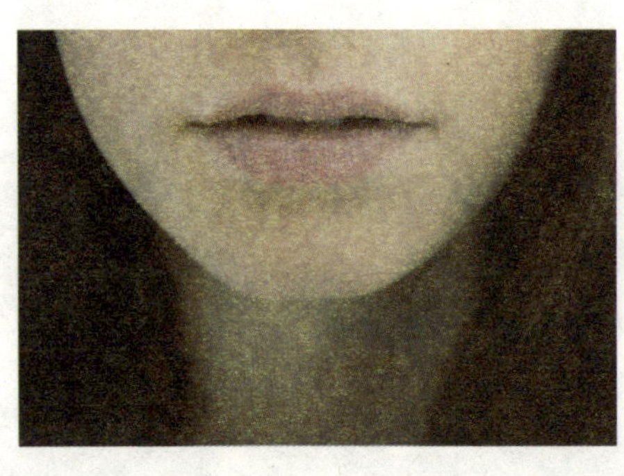

嘴唇青紫是指口唇出现青深紫色或青淡紫色。《金匮要略》中载有“唇口青”一症，视之为危候，是内脏阴阳气血衰弱的外在表现，因此多伴有脏腑机能衰退的症状。

嘴唇青紫主要是由脾阳虚弱、痰浊阻肺、气滞血瘀等原因造成的。

脾阳虚弱会引起口唇青紫，其症状为纳少便溏，食后腹胀，手足不温，舌淡苔白，脉象沉弱。治疗时应用温运脾阳之法，药方可选附子理中汤。

痰浊阻肺会引起口唇青紫，伴有咳喘痰鸣，甚则张口抬肩，不能平卧，痰浊稠黄，或痰白清稀，脉滑且跳动迅速，舌苔黄腻或白滑厚腻等症状。治疗时应区别对待：痰热的，应清热化痰，肃肺降气，药方可选麻杏石甘汤加细茶、贝母瓜蒌散；痰湿的，应温化痰湿，健脾肃肺，药方可选苓甘加姜辛半夏杏仁汤。

气滞血瘀会引起口唇青紫，面色黯红或淡青，胸闷不舒或时有刺痛，或胸胁苦满，气短、心慌，脉沉涩而缓，舌黯有瘀斑，舌苔薄。其为实证，多因情志所伤，气机不畅，病久由气入血，瘀血阻络，气血不能上荣所致。治疗时也要区别对待：气滞偏重的，应行气活血，药方可选瓜蒌薤白半夏汤；血瘀偏重的，应活血化瘀，药方可选桃红四物汤和失笑散。桃红四物汤以强劲的破血之品桃仁、红花为主，活血化瘀；以熟地黄、当归滋阴补肝、养血调经；芍药养血和营，增补血之力；川芎活血行气，助活血之功。

嘴唇颤动

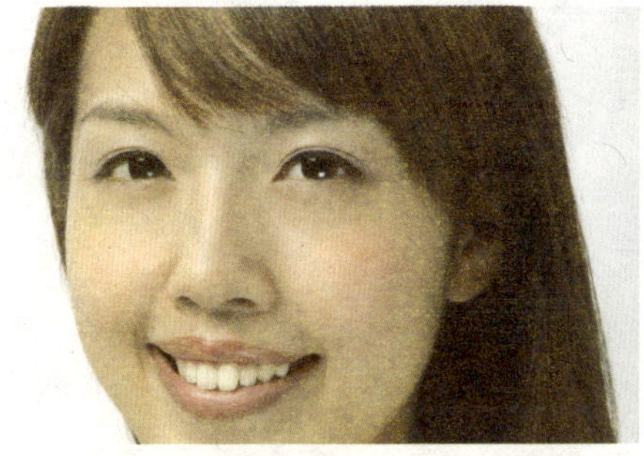

嘴唇颤动又称“唇瞤”“唇风”，俗称“驴嘴风”，可发生于上下唇，以下唇颤动较常见，好发于秋冬季节。《灵枢·五阅五使》中说“口唇者，脾之官也”，唇属足太阴脾经，脾虚血燥生风，故可出现口唇抖动。

胃火挟风和脾虚血燥都可能引起嘴唇颤动，其症状不同，治疗方法也不一样。

胃火挟风会引起嘴唇发痒，皮肤发红，局部有灼热感，继则出现嘴唇颤动，大便秘结，舌苔黄燥，脉象弦滑。胃火可由外感风寒或风热失解，入里化热，热传阳明而来；亦可因素嗜辛辣厚味，胃腑蕴热而致，足阳明胃经环唇，胃经实火循经上传，与外风相合，风火相煽，故可发嘴唇颤动。治疗时可用疏风清热、表里双解之法，药方可选如双解通圣散之类，如兼大便秘结者，可用调胃承气汤。

脾虚血燥会引起下唇发痒，色红且肿，继而口唇干裂，痛如火烧，又似无皮之状，嘴唇颤动，大便干燥，舌质红少苔，脉象细且跳动迅速。血燥可因感受秋季燥邪，或误服苦寒、温燥之品，耗伤阴血化燥所致。对于脾虚血燥引起的嘴唇颤动，治疗时应养血疏解风燥，可内服四物消风饮，外搽黄连膏、紫归油。

另外，口唇疼痛、胃火所致者，嘴唇肿痛，局部有灼热感；血燥所致者，口唇干裂而痛。大便不通、胃火所致者，系阳明胃腑热邪炽盛，大便燥结成实，下唇挟口属足阳明胃经，上唇挟口属手阳明大肠经，故大便秘结时日越多，往往一唇动，肿痛之势愈重；腑气一通，其势立减。

咽喉肿痛

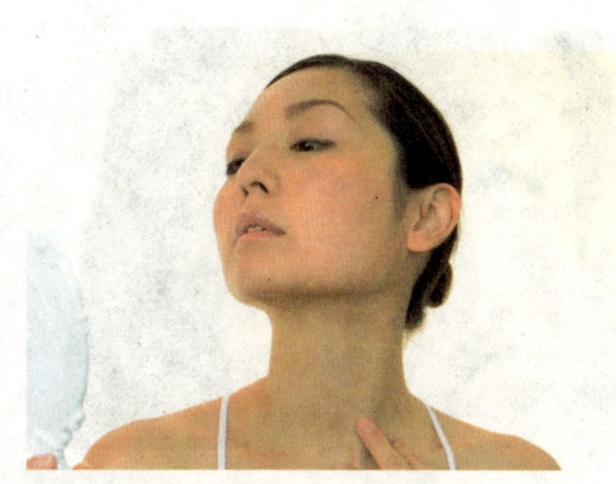

咽喉肿痛，是指咽部红肿的症状。以咽喉部红肿疼痛、吞咽不适为特征，又称“喉痹”。历代医学文献有“喉痹”“嗌肿”“喉风”“乳蛾”“喉痈”等名称。

肺胃热盛会引起咽喉红肿，灼热疼痛，有咽喉堵塞感，且下颌疼痛，伴高热，口渴欲饮，咳嗽痰黄，口臭，舌红，苔黄，脉洪大且跳动迅速。肺胃热盛引起的咽喉肿痛，为里热实证，多由嗜食辛辣，肺胃蕴热，循经上扰咽喉，气血壅滞而致。对于肺胃热盛引起的咽喉肿痛，治疗时当清热利咽消肿，药方可用金灯山根汤加减。

体内热毒壅闭会使咽喉肿胀、疼痛剧烈，说话、吞咽困难，下颌疼痛，痰鸣气急，牙关紧闭，如肿胀坚硬散漫则无脓，肿胀高突上部紧束下部软则有脓，伴有发热，口渴，头痛，脉跳迅速，苔黄，舌红。对于体内热毒壅闭引起的咽喉肿痛，治疗时当清热解毒消肿，根据肿胀无脓或有脓，可选用五味消毒饮、清咽利膈汤、仙方活命饮加减。

肺肾阴虚会使喉核肿胀，压之可有豆渣样物渗出，微红微痛，有咽喉堵塞感，干咳无痰或痰少而黏，伴五心烦热，午后面部潮红，气短懒言，神疲乏力，舌红少苔，脉细且数。对于肺肾阴虚引起的咽喉肿痛，治疗时当养阴清肺，药方可用甘露饮。偏于肾阴虚者，腰酸膝软，虚烦失眠，治疗时应滋肾降火，药方可用知柏地黄汤。

时疫白喉

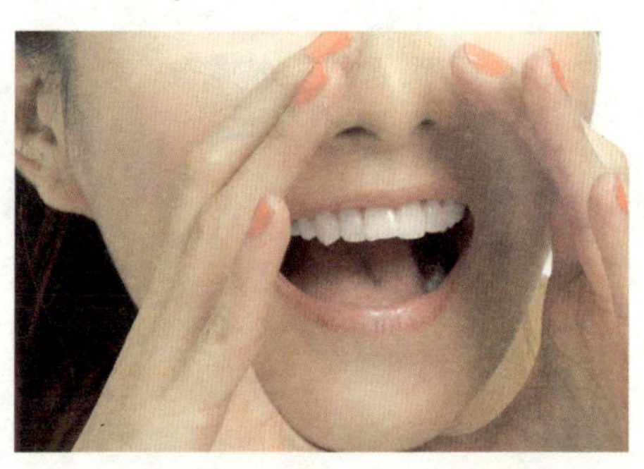

咽喉部出现白色腐膜称作时疫白喉，严重者可蔓延至鼻部。《重楼玉钥》中说："喉间起白如腐一症，其害甚速。"一般来说，时疫白喉为疫毒所致，有传染性，以小儿多见；小儿、成人均可得之。

咽喉为肺胃之通道，外感疫病之毒，直犯肺胃，流过经络。疫毒与气血相搏，故红肿热痛，腐烂而成伪膜，以致气道不和或梗死。轻者出现发热喘咳，干咳如吠，声音嘶哑等痰浊壅盛证候；重者出现面色苍白，痰鸣唇绀，吸气困难等喉部梗阻证候。时行疫毒引起的咽喉溃烂，前期为疫毒之邪，侵袭肺卫。治疗时应疏风清热解毒，药方可选用银翘散加土牛膝、玄参等。中期疫毒内传，阳明气分实热。治疗时应清热解毒消肿，药方可用仙方活命饮加僵蚕、蝉蜕、土茯苓，如大便干结则加大黄。后期疫毒内盛凌心，心阳虚脱，阴阳不相维系，阴虚里热。治疗时应温阳固脱，益气生脉，药方可用四逆汤和生脉散。

肺胃热盛会使咽部红肿剧烈，疼痛较剧，喉核部出现白黄色脓点并逐渐连成腐膜，易拭去，不出血，伴有高热口渴、腹胀、便秘。此乃热毒壅阻肺胃，循经上扰伤腐咽部肌膜所致。治疗时应清热解毒消肿，药方宜用普济消毒饮或凉膈散。

阴虚火旺会使咽喉出现片、块状白色腐膜，伴腰酸、神疲无力，盗汗，舌质红，脉细弱且跳动迅速。邪毒循足少阴经上扰咽喉，腐伤肌膜而成。治疗时应滋阴降火，药方可用知柏地黄汤加玄参、麦冬。

牙齿松动

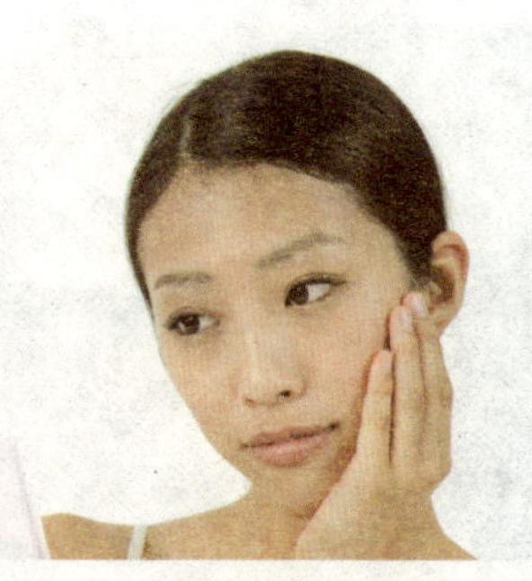

牙齿松动，又称牙齿动摇。手阳明之脉入下齿，足阳明之脉入上齿，齿为骨之余，寄龈以为养，所以牙齿松动与手足阳明之脉和肾关系密切。牙齿松动又以老年人多见。

阳明热壅会使人出现牙齿松动，伴有牙龈红肿，或牙龈宣露，口臭，便秘，脉滑数，舌质红，苔黄白腻偏干。这大多是由于饮酒过度或嗜食辛辣所致。齿龈为阳明络脉所系，若肠胃积热，上蒸于口，腐其齿龈，则齿失所固而动摇。

肾阴虚会使人出现牙齿松动，继而牙龈宣露，伴有腰酸、头晕、耳鸣、脱发，脉细数，舌体瘦薄，舌质嫩红，苔薄或少苔。此症多见于青壮年，或因房劳甚而伤肾精，或素有遗精之疾，致肾精不充，骨髓失养，则齿根动摇。治疗时应滋肾固齿，药方可选六味地黄丸加骨碎补，或用滋阴清胃固齿丸。

肾气虚会使人出现牙齿松动，伴有腰酸，尿后余沥，甚则小便不禁，听力减退，脉沉细弱，舌淡苔白。此证多见于老年人，或劳力过度者，肾气虚失于固摄，故牙齿浮动。治疗时应补肾固齿，药方可选还少丹。

此外，牙齿松动与口腔卫生也有着密切关系。如果经常不漱口，不刷牙，食物残渣夹于齿缝，附于齿龈，日久作热，腐蚀牙根，则齿必摇。因此，保持口腔卫生也是防治牙齿松动的必要措施。

牙齿焦黑

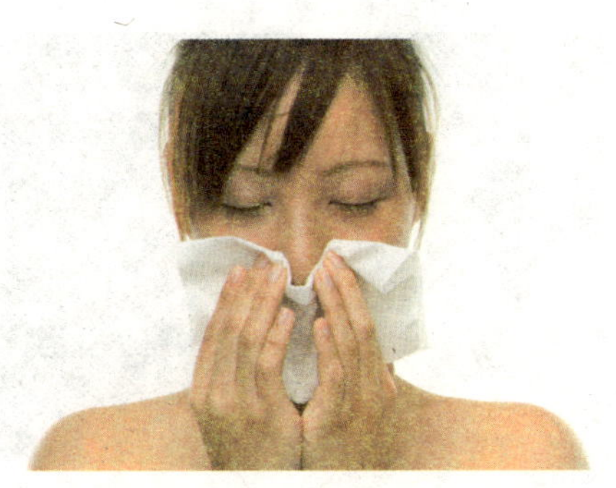

牙齿焦黑，《脉经》中称之为“齿焦”“齿忽变黑”。《诸病源候论》中有“牙齿历蠹候”“齿黄黑候”“历蠹者牙齿黯黑之谓”。《温病条辨》则把“齿黑”列为热邪深入下焦的重要标志。

牙齿焦黑与齿垢焦黑不同，后者是指附于牙齿上面的污垢，刮之可去。下焦太热会使人出现牙齿焦黑，热深不解，口干舌燥，手指蠕动，脉沉数。这是由于热邪深入下焦，热深难解，津液干涸，齿失津润而致。对于下焦热盛引起的牙齿焦黑，治疗时应用咸寒甘润法，三甲复脉汤主之。

肾热胃劫会使人出现牙齿焦黑，上附污垢，伴有咽干口渴，烦躁不眠，或腹满便秘，脉数，舌绛。这是由于肾热胃燥，气液被耗，齿失滋养，则见齿黑。对于肾热胃劫引起的牙齿焦黑，治疗时应用清胃救肾法，玉女煎主之；若有腹满便秘可用调胃承气汤治疗。

风冷侵袭经脉会使人出现牙齿黄黑而干燥，伴有齿根浮动，腰膝酸软，脱发，脉沉弱，舌质淡黯，苔薄白。此证内因在于髓虚血亏，不能养齿，外又受冷风入经，内外相客，齿枯无润，故令齿黄黑。正如《诸病源候论》中所说：“风冷乘其经脉，则髓骨血损，不能荣润于牙齿，故令牙齿黯黑，谓之历蠹。”对于冷风侵袭经脉引起的牙齿焦黑，治疗时应用填精除风法，药方可选地骨皮散治之。

牙龈出血

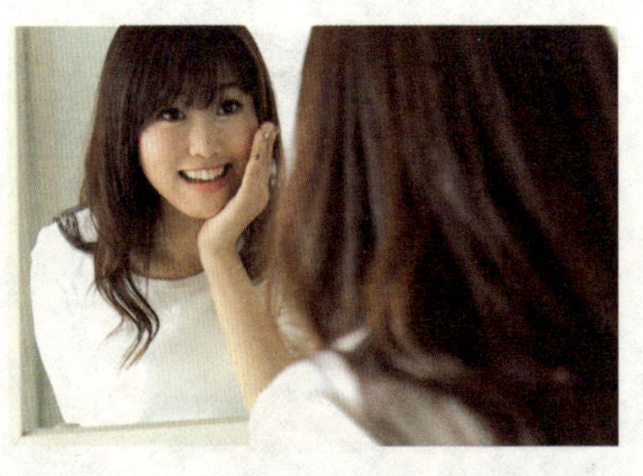

牙龈出血，指牙缝或牙龈渗出血液。这一症状在《黄帝内经》中属“血溢”“衄血”范畴;《金匮要略》则归入“吐衄”专篇;《诸病源候论》设有“齿间血出候”；至明代《景岳全书》始有“齿衄”症名。

胃肠中有实火会使人齿龈出血如涌，血色鲜红，兼有齿龈红肿疼痛，口气臭秽，口渴喜热饮，便秘，脉洪数有力，舌质红赤，苔黄腻。这是由于过食辛辣之物，胃肠积热，热从火化，上烁于齿，损伤血络，故见牙龈出血，为阳热实证。治疗时应清胃泻火，药方可选清胃散，或通脾泻胃汤。

胃中虚火会使人齿龈出血，血色淡红，兼有齿龈腐烂，但肿痛不甚，口干欲饮，脉滑数无力，舌质光红少津，苔薄且干。多因为胃阴素虚，虚火浮动，上行于齿龈，耗灼胃络而成。治疗时应养胃阴清胃火，药方宜选甘露饮加蒲黄以止血。

肾虚火旺会使人齿龈出血，血色淡红，齿摇不坚，或微痛，兼有头晕，耳鸣，腰膝酸软，脉细数，舌质嫩红少苔。此证多见于肾阴素亏，或病后肾阴不足者，牙为骨之余而属肾，肾阴虚不能制火，阴火上腾，致阴血随火浮越而引起牙龈出血。治疗时应滋肾阴、降阳火，药方可选知柏地黄丸加牛膝、骨碎补。

需要注意的是，各种血液系统疾病也会出现牙龈出血的症状，表现为牙龈出血或拔牙后出血不止，用一般的止血方法不易止住。遇到这种情况，一定要详细检查，找出出血的原因，对症下药。

牙龈溃烂

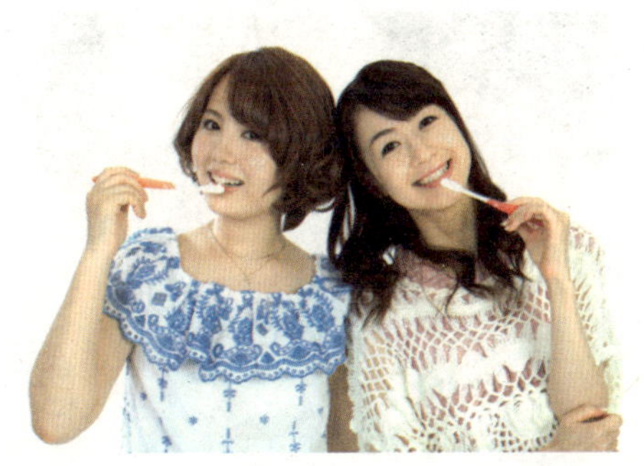

牙龈溃烂，是指牙床周围的组织破溃糜烂而疼痛。本症在《诸病源候论》中被称为“齿漏”，其后的历代医书统称“牙疳”又分为“走马牙疳”“风热牙疳”“青腿牙疳”等。

走马牙疳表现为牙龈边缘或颊部硬结发红，一两天内就出现腐烂，呈灰白色，随即变成黑色，流出紫色血水，气味臭恶，腐烂部不痛不痒，舌质红，舌苔黄腻，脉象数。治疗时以解毒清热为主，常用解毒消疳汤内服。正气虚者，加人参、黄芪；脾虚者，加服人参茯苓粥；热久津伤者，可服甘露饮，外以人中白散擦于患处。

风热牙疳表现为初起牙龈红肿疼痛，发热较速，易损伤出血，疼痛，时流黏稠唾液，颌下有硬块，按之疼痛，间有恶心呕吐，便秘，舌质红，舌苔薄黄，脉象浮数。多因平素胃腑积热，又外感风热之邪，邪毒侵袭牙龈，伤及肌膜所致。治疗时用疏风清热解毒法，常用清胃汤。日久不愈，可加人参、玄参；兼湿重者，加茵陈、生薏苡仁、车前子。

青腿牙疳表现为牙龈肿胀，溃烂出脓血，甚者可穿腮破唇，兼两腿疼痛，有肿块，形如云片，色似青黑茄子，肌肉顽硬，行动不便。治疗时应用祛寒行湿，清火解毒法，常以活络流气饮加蒲公英、马齿苋。

牙龈萎缩

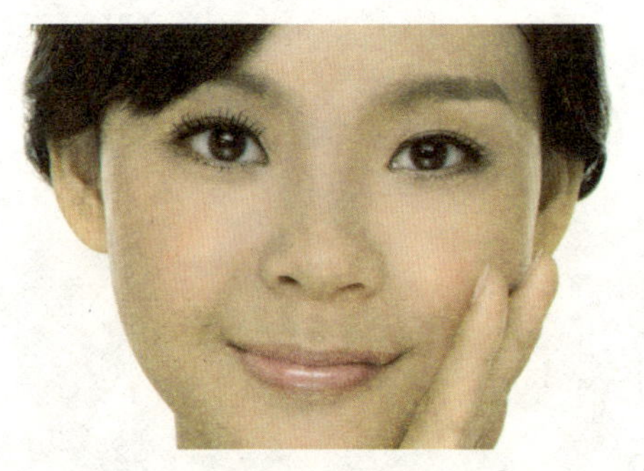

牙龈萎缩是指龈肉日渐萎缩。这一症状在历代医书中散见于牙龈宣露、牙齿动摇、齿衄、齿挺等病的论述中。龈萎症在临床上很少单独出现，常与牙根宣漏、牙齿松动、牙龈溃烂以及牙龈出血等并见。

牙龈萎缩又叫牙周萎缩。牙龈附在牙齿和牙槽骨上，起保护和支撑牙齿的作用。牙龈萎缩后会使牙根暴露，对冷、热特别敏感。

胃火上蒸会出现牙龈萎缩，龈肉萎缩腐颓，牙根宣露，伴有口臭，口渴喜凉饮，大便秘结，脉滑数，舌质红，苔黄厚。

肾阴亏损会出现牙龈萎缩溃烂，边缘微红肿，牙根宣露，伴牙齿松动，头晕耳鸣，腰酸，手足心热，脉细数，舌红苔少。

两者均为不同程度的邪火熏灼牙龈所致。若过食膏粱肥甘，胃肠积热，或嗜酒食辛，热灼胃腑，均可使热邪循经上损牙龈，牙龈失荣，则龈肉萎缩而牙根宣露。又因为齿为骨之余，肾主骨，若房劳过度，耗伤肾精，精血不能上溉于齿，兼以虚火上炎，致使牙龈萎缩而牙根外露。两者相比，胃火上蒸为实证，肾阴亏损为虚证。前者治疗时应清胃泻火，药方可选择清胃散。后者治疗时应滋阴降火，药方可选知柏地黄丸。

气血双亏会使人出现牙龈萎缩，颜色淡白，牙齿松动，伴牙龈出血，头昏目花，失眠多梦，脉沉细，舌质淡，苔薄白。此症多见于虚损之人。由于气血不足，牙龈失去濡养，兼以虚邪客于齿间而致。与上述两者的区别在于：牙龈萎缩伴龈肉色白，与上二症的牙龈红肿有明显不同。治疗时应补气益血，药方宜选八珍汤。

磨　牙

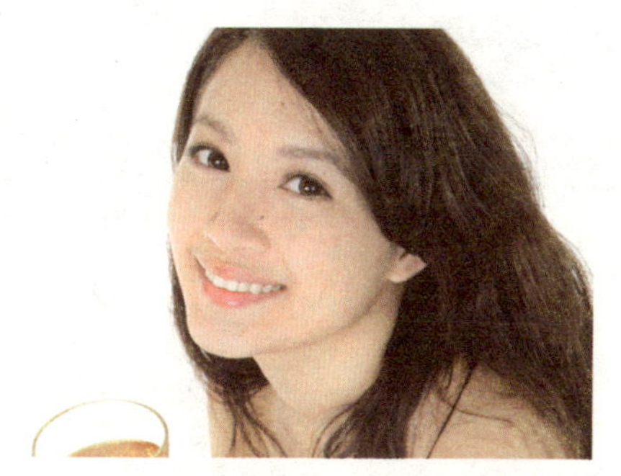

磨牙，是指上下牙齿相互磨切、格格有声。这一症状在古典医籍中有不同的名称。《金匮要略》《诸病源候论》称其为“啮齿”；唐宋以来，又有“齿啮”“咬牙”“嘎齿”等名。

胃有火热使人常于睡中咬牙，口渴思冷饮，消谷善饥，呕吐嘈杂或食入即吐，口臭，舌苔黄而少津，脉滑数。

体内有蛔虫出现咬牙，多见于小儿，常于夜间发作。磨牙会使孩子的牙齿过多地磨损，常表现为睡中咬牙，贪食，有嗜异怪癖，面黄肌瘦，舌质淡红，舌苔白，脉弦滑。这是因为体内有蛔虫扰动所致。治疗时应以驱虫为主，佐以健脾化湿法，常用追虫丸、使君子散或乌梅丸。

体内气血虚弱会出现咬牙，声音低微，面色白，唇舌爪甲色淡无华，头目眩晕，倦怠乏力，少气懒言，舌体胖，舌质淡，舌苔薄白或白，脉细弱或虚大。这是因气血虚弱，筋脉失于滋养而致。治疗时应用益气养血法，药方可用八珍汤加减。

体内虚风内动会出现咬牙连声，或手足颤抖，面色憔悴，两颧嫩红，或盗汗，或咽干口燥，舌质红，舌苔极少或无苔，脉沉细。体内虚风内动引起的咬牙，是阴精耗伤、水不涵木所致。治疗时应用柔肝滋肾、育阴潜阳、息风止痉法，药方宜选镇肝息风汤、大定风珠。

第四章

舌部望诊

●舌头会不时地向我们传递各种各样的能够显示身体健康状态的重要信息，因为舌头的状态是随着身体状态的变化而改变的。通过观察舌头的形态、大小、颜色以及舌苔，可以了解到人体健康的基本情况。

舌与脏腑

中医认为，舌为心之窍，脾胃之外候。人体的五脏六腑通过经络和经筋的循行，直接或间接地与舌产生联系。如《灵枢·经脉》中说："手少阴之别……循经入于心中，系舌本。"

舌与三焦诸脏腑有直接的联系

《灵枢·经筋》指出："足太阳之筋，其支者，别入结于舌本。"说明舌通过经脉、经别或经筋，与心、肝、脾、肾、胃、膀胱、三焦诸脏腑有着直接的联系，因为心主舌，心气通于舌，所以心与舌的联系最为密切。至于肺、胆、小肠、大肠等，与舌虽无直接联系，但手太阴肺经起于中焦，络于脾胃；足少阳胆经与足厥阴肝经互为表里；手太阳小肠经与手少阴心经互为表里；手阳明大肠经与手太阴肺经互为表里，故肺、胆、小肠、大肠等脏腑之经气，亦可间接联系于舌。

舌与脏腑的这种千丝万缕的联系，使舌能客观地反映出体内的各种生理、病理变化，显示机体的外在表现和功能状态。可以说，舌蕴含了生命活动的内在信息，是反映机体信息的一个窗口，所以舌被认为是机体系统中包含它在内的整个信息贮存库的一个全息元。

中医将舌体划分为三焦

舌分为舌尖、舌中、舌根、舌边四部分，中医舌诊中又把舌体划分为上、中、下三焦，其尖部为上焦，中部为中焦，根部为下焦。其脏腑分属为：舌尖候心和肺，舌中候脾胃，舌之两边候肝胆，舌根候肾。

舌部脏腑分区图

中医望诊时，望舌是关键的一步。了解舌的分区，以及舌与脏腑的关系，在面诊时很重要。

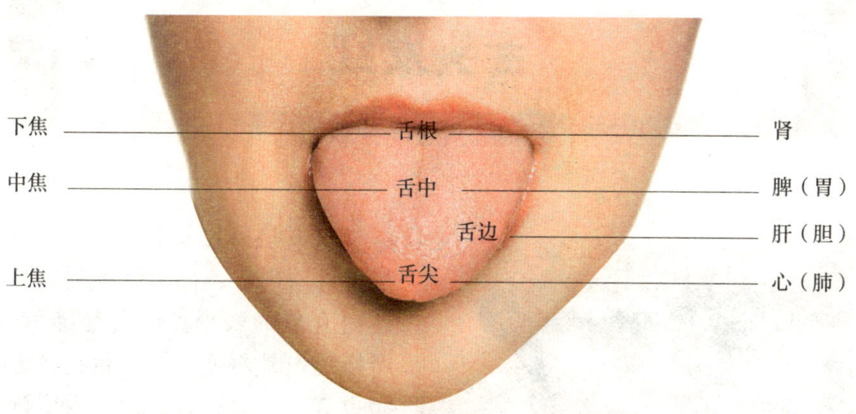

舌头颜色与健康

舌色即舌头的颜色，一般可分为淡白、淡红、红、绛、紫、青几种。除淡红色为正常舌色外，其余都是主病之色。

舌头颜色	征象
淡红	白里透红，不深不浅，淡红适中，乃气血上荣之表现。说明心气充足，阳气布化，为正常舌色
淡白	较淡红浅淡，甚至全无血色。这是由于阳虚生化阴血的功能减退，以致血液不能营运于舌中。主虚寒或气血双亏
红	鲜红，较淡红为深。是因热盛致气血沸涌、舌体脉络充盈，故主热证。可见于实证，或虚热证
绛	深红，较红色更深浓。主病有外感与内伤之分。在外感病为热入营血；在内伤杂病，为阴虚火旺
紫	由血液运行不畅、淤滞所致，主寒或热。热盛伤津，气血壅滞，多表现为绛紫而干枯少津；寒凝血瘀或阳虚生寒，舌淡紫或青紫湿润
青	舌色如皮肤暴露之“青筋”，全无红色。阴寒邪盛，阳气郁而不宣，血液凝而瘀滞，故舌色发青。主寒凝阳郁，或阳虚寒凝，或内有瘀血

舌头发红

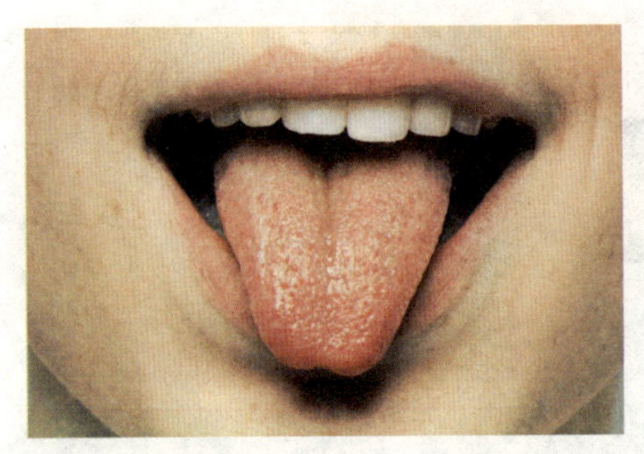

舌头颜色比正常的淡红深，呈鲜红或深红，称为红绛舌，是体内有热的表现。红舌与绛舌，严格地说是两种不同的舌色，主病也有一定的区别。如《舌鉴辨正》中说："色深红者，气血热也；色赤红者，脏腑俱热也。"

红舌与绛舌一般都主热证，常见于高热症或化脓性感染症。二者仅在程度上有轻重之分，绛舌为红舌的进一步发展，其形成的机制及临床意义相类似。

阳盛实热会出现红绛舌，且多见于温热病邪热亢盛阶段，邪盛而正未衰。主要临床表现为舌质红绛，色泽鲜明，发热，心烦躁扰，甚则出现神昏谵语、斑疹隐隐，口渴饮冷，脉洪大且跳动迅速有力。舌质红绛，一般认为是热入营血的标志。治疗时应清营凉血，药方宜选清营汤、犀角地黄汤等。

阴亏虚热会出现红绛舌，且多见于温热病及某些慢性病后期，正虚邪衰。主要临床表现为舌质红绛，色泽晦暗，潮热面赤，心悸盗汗，五心烦热，神倦，脉细且跳动迅速。其成因为邪热久羁，灼烁阴液；或某些慢性病久延失治，阴亏液耗；或因过用汗下、误投燥热药，以致阴液受损，虚火上炎。治疗时应遵循"壮水之主，以制阳光"的原则。对于温病来说，药方可选益胃汤、加减复脉汤。如果出现舌质红绛，舌面光滑如猪肝状，干瘪枯萎的现象，应抓紧用大剂补阴，否则，预后大多不佳。

舌的两侧发红多为肝胆热盛，常见于高血压、甲状腺功能亢进或发热。舌尖发红常因工作时间过长，经常失眠，体内缺乏维生素或其他营养物质所致。

舌头发青

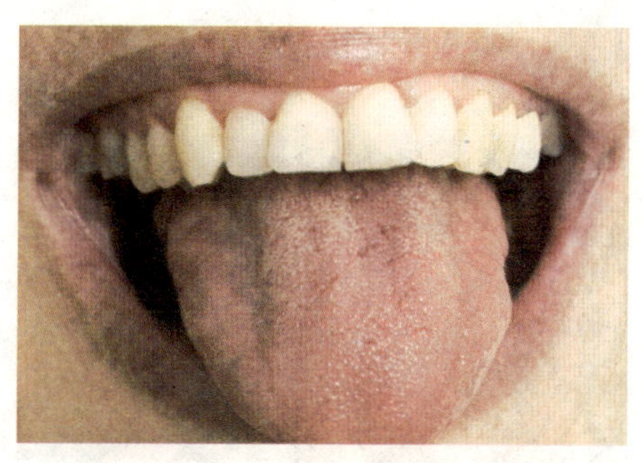

对于舌头出现青色，清代傅松元《舌苔统志》中形容其“如水牛之舌”，是由瘀阻引起的。青舌与蓝舌相似，《神验医宗舌镜》中说：“五色有青无蓝，蓝浅而青深，故易蓝为青。”

全舌青色，多为寒邪直中肝肾，阳郁不宣；舌边青色，是内有瘀血。青舌可见于心力衰竭、酒精中毒性肝硬化、结节性动脉周围炎等症。许多妇科疾病和肠胃疾病也会出现青舌。

体内寒气凝结、阳气郁结会引起舌青而润滑，恶寒蜷卧，四肢厥逆，口不渴，下利清谷，或手足指甲唇青，脉沉迟且无力，甚或无脉。多由寒邪直入于里所致。寒为阴邪，阴寒内盛，阳气郁而不宣，气血凝滞所致。《神验医宗舌镜》说：“若杂病见此……真阳衰绝之候，其有可治者，或稍带微蓝，或略带蓝纹……脏气未绝。”治疗时应重剂温阳祛寒，药方可选四逆汤、附子理中汤、吴茱萸汤等。

体内瘀血郁结会引起舌青而干涩，口燥漱水不欲饮，面色黧黑，口唇青紫，胸满，皮肤甲错，出血紫黑，脉迟细涩；局部可出现青紫斑块，肿块积，肿胀刺痛。主要原因有三：①寒邪入侵脏腑，血得寒则凝；②气虚或气滞不能推动血运，停而为瘀；③外伤或其他原因出血之后，离经之血停留体内。有瘀血而见舌青，这和体表受跌仆伤而发青是同一道理。对于体内瘀血郁结而引起的舌头青色，治疗时除了要活血化瘀之外，还须根据致瘀原因标本同治。当瘀血化去后，舌质颜色即可恢复正常。

舌头发紫

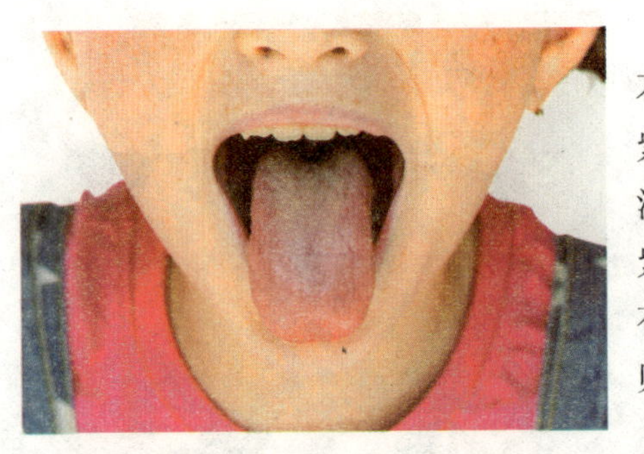

舌呈紫色，或色紫带绛晦然不泽，或紫中带青而滑润，均称紫舌。紫舌易与绛舌、青舌相混淆。在古代医学文献里，有认为紫舌乃绛舌的进一步发展者；也有因紫舌与青舌的主病相类似而归为一类者。

体内血液中有热毒会使舌质紫而带绛，高热烦躁，甚或昏狂谵妄，斑疹紫黑，或吐血，衄血，脉洪数。这是因为热邪常发生于温热病，营热不解，热邪深入血分，热深毒盛，迫血妄行而致。

体内寒邪直中会使舌紫而带青，身寒战栗，四肢厥冷，腹痛吐利，或手、足、指甲、唇发青，脉沉迟，甚或沉伏不起。血液中有热毒而引起的紫舌与寒邪直中而引起的紫舌，两症均属危重症，必须及时抢救。前者治疗时应凉血解毒，药方可选犀角地黄汤、神犀丹等；后者治疗时应迅速使用回阳救逆法，药方可选四逆汤、回阳救急汤等。

体内瘀血内积会使舌质紫而带灰，晦暗不泽，或腹内有结块，伴胀痛。其成因有二：①素有瘀血，复又邪热内蕴，经脉瘀滞。②因情志郁结，或因寒湿凝聚，使脏腑失和，气血瘀滞，日久瘀积成块，舌紫即为瘀血内积的症状。对于体内瘀血内积而引起的舌头紫色，治疗时以活血化瘀为主，药方可选膈下逐瘀汤、血府逐瘀汤之类。

紫舌常见于慢性支气管炎、充血性心力衰竭、肝硬化等疾病，如果舌质长期呈暗红色或紫色，要警惕癌症的发生。大多数癌症患者的舌质都呈暗红色或紫色，其中食管癌、贲门癌呈现率最高，其次为白血病等。

舌色淡白

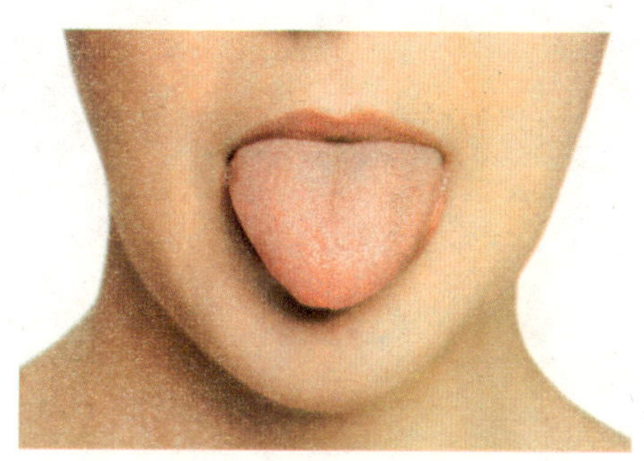

舌质色浅淡，红少白多或纯白无红色者，称为淡白舌。舌淡白在内伤杂病中较为多见，外感热病后期亦有之。无论外感或内伤疾病，凡舌见淡白色，一般多为虚证，常表示病程较长，不易迅速治愈。

淡白舌色在临床中很常见，清代傅松元《舌苔统志》将淡白舌色分成两类：一类是“较平人舌色略淡，此枯白之舌色略红润”的淡白舌；另一类是枯白舌，“连龈肩皆无血色”。

气血两虚会引起舌色淡白尚润，舌体大小正常或略小，唇淡，面色无华，头晕耳鸣，神疲肢软，声低息微，心悸自汗，妇人月经量少且色淡或闭经，脉虚细软。此症原因很多，如先天禀赋不足、后天失于调养、疾病久延、失血过多等。其中有气虚不能生血，或血虚而后气衰，最终至气血两虚，以致不能上荣于舌，故舌色浅淡而白，为气血双亏，可见于贫血症。另外，淡白舌还常见于营养不良、慢性胃炎、内分泌功能不足等疾病。治疗时宜气血双补，如用十全大补汤之类，可缓解病痛。

脾虚寒湿会引起舌色淡白湿润多津，舌体胖嫩，舌边有齿印，神色萎顿，膝冷畏寒，泄泻清稀，水谷不化，不思饮食，腹胀，肢体浮肿，按之不起，脉沉迟或沉细。这是由于脾阳亏损，脾虚化源匮乏，脏腑经络无以滋荣，反映于舌，故淡白无华；脾虚不能制水，水湿失于运化，浸润于舌，故见舌体肿大胖嫩。本症脾阳虚衰是本，寒湿潴留为标。治疗时宜以温脾助阳、祛寒逐湿为法，药方可选实脾散、苓桂术甘汤加减。

舌头开裂

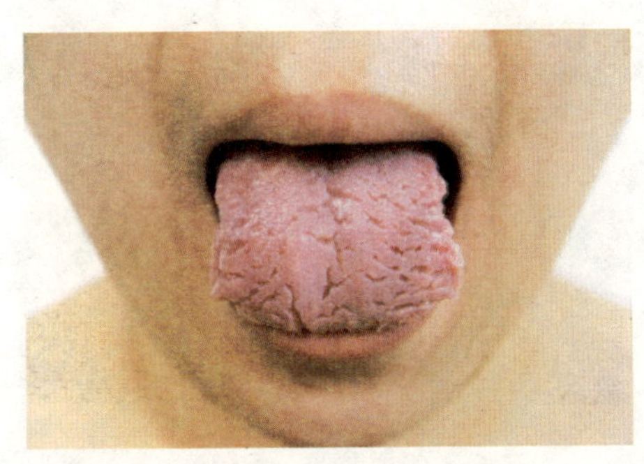

舌上出现裂纹，形状有横形、纵形、人字形、川字形、井字形等，均称为舌裂。唐朝孙思邈称之为“舌破”，《千金方·心脏脉论》中说：“脏实……肉热口开舌破。”

舌裂在口腔科被称为裂纹舌，它的特征是在舌背上形成深沟，沟的排列方向有的像叶脉，有的像脑纹，于是有叶脉舌与脑纹舌之称。一般无自觉症状，遇刺激性食物有轻度不适或刺痛。舌裂患者之所以苦恼，是由于舌裂不易清洁，易导致感染不适。

体内阴虚液涸引起舌头出现裂纹，无苔，舌质红绛少津，口干，消瘦，五心烦热，或见出血、发斑，脉细数。此症多发生于病之极期，常见于温热病后期，因邪热久羁，热毒燔盛，灼烁津液，阴液大伤；或某些慢性病久延失治，脏腑亏损，伤阴耗液；或因素体阴虚，误食温燥之物，伤阴所致。药方宜选增液汤滋阴清热，如伴有出血发斑之症，可与犀角地黄汤合用。

体内阳明经脉实热引起舌头出现裂纹，舌苔黄糙，身热出汗，恶热烦躁，口渴引饮，大便秘结，腹满坚硬拒按，甚则谵语，循衣摸床，脉洪大且跳动迅速或沉实。该症常见于外感热病过程中邪热炽盛的高峰阶段。病机为邪热内传阳明，搏结于胃肠，化燥成实，消烁津液，而致舌裂。治疗时应急下存阴，釜底抽薪，药方可选大承气汤。

此外，还需要注意的是，健康之人也偶尔会有舌裂，或与生俱来，或为时已久，但其人一切如常，则不可视为病态。这种舌裂的特点是舌质呈健康的肉红色，不胖不瘪，不老不嫩，舌苔薄白荣润，口中津液如常，其人毫无所苦，亦无其他不适感。

舌面干燥

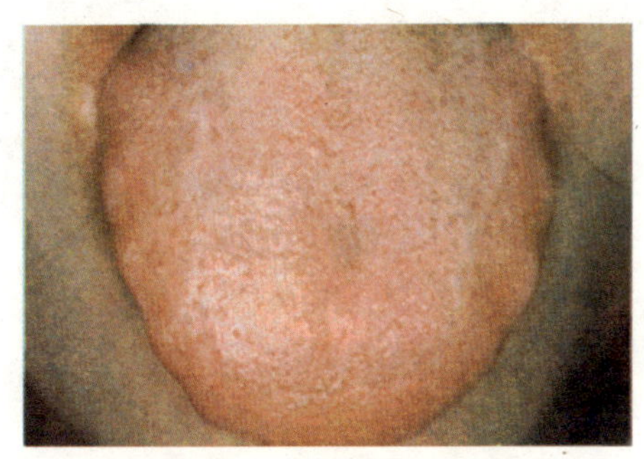

舌上有苔，苔面缺乏津液，苔质干燥，或舌光无苔，望之枯涸，扪之燥涩，称为舌头干燥。此证应与“舌上无苔”加以区别。舌头干燥常伴口渴，并称为“口干舌燥”。

阳盛灼津会引起舌头干燥，苔黄且燥或焦燥起刺，口渴喜冷饮，汗多，便秘溲黄，脉洪数。其多由外感热病过程中，邪热炽盛，灼烁津液而致。治疗时重点是清热、祛邪、保津。选方时根据邪热所犯部位而定，如邪热壅肺者，可用麻杏石甘汤加芦根、全瓜蒌、鱼腥草等；热在气分者，可用白虎加人参汤；热结胃肠者，可用承气汤类；热在肝胆者，可用龙胆泻肝汤；热在营血者，可用清营汤、犀角地黄汤。

体内阴虚液亏会引起舌头干燥，质红绛，少苔或无苔，身热不甚，面潮红，手足心热，口干欲饮，尿短赤，神色萎靡，脉细数。治疗原则是滋阴、清热、增液，如胃津匮乏者，宜选益胃汤；肝肾阴虚者，宜用青蒿鳖甲汤、六味地黄汤加麦冬、五味子等。

体内阳虚津不上承会引起舌头干燥，苔白，口干不欲饮，或喜热饮，面色白或青灰无华，倦怠嗜卧，食欲不振，腹满冷痛，四肢厥冷，尿清便溏，脉沉迟。这是因慢性病久延失治，或经大吐、大泻、大汗，折伐阳气，阳气虚弱，三焦气化失司，水液代谢紊乱，津不上承而致。治疗时宜温阳补气，可选四逆加人参汤；如阳虚水湿停留者，可选真武汤温阳利水。

舌头萎缩

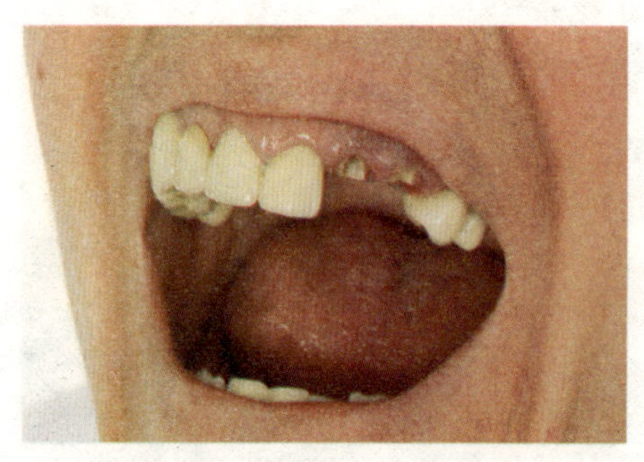

舌形敛缩，无力自由伸缩转动，甚至伸不过齿，称为舌头萎缩，又称“痿软舌”。本症出自《灵枢·经脉》：“肌肉软，则舌痿。”临床较为少见，多属危重难治之症。

体内痰湿阻滞络脉会引起舌软无力转动，言语不利，面白唇青，胸脘痞满，呕恶痰多，肢体困重，心悸眩晕，脉沉滑，舌淡红，苔白厚滑腻。这是因肺、脾、肾三脏功能失调，三焦气化失司，尤以脾失转输运化之功能，使津液停蓄不化，聚而生湿，凝而成痰，痰气闭阻舌络，则舌之经脉失养，而成舌萎。治疗时应燥湿健脾，涤痰开窍，药方宜选涤痰汤。

心脾两虚引起的舌软无力，面色无华，唇、指甲淡白，心悸怔忡，失眠健忘，饮食减少，四肢倦怠，脉细弱，舌淡嫩，苔薄白。这是因劳倦伤脾，脾失健运，气血化源不足，久则心脾气血虚极。舌为心窍，又为脾之外候，心脾两虚，气血不足以奉养于舌，筋脉乏气之温煦，血之濡养，而为舌萎。治疗时应补养心脾，药方可用归脾汤。

肝肾阴涸会引起舌枯晦敛缩而萎，口干齿燥，昏沉嗜睡，神倦耳聋，两颧红赤，脉微细欲绝，舌紫绛无苔。此症乃是热邪久羁，劫灼肾阴；或伤精、失血之后，下焦阴精被夺，肾阴涸则肝失滋养，肝阴虚则下汲肾水，肾脉循喉咙，挟舌本；肝脉上循喉咙入颃颡之窍，肝肾阴涸，不能上贯经脉而导致舌萎。治疗时应育液养阴，药方宜用加减复脉汤。

舌上无苔

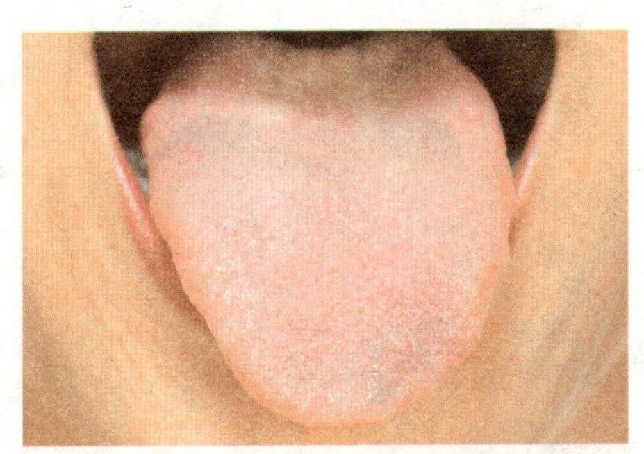

舌上无苔，光滑洁净，严重者如镜面，称作“舌光”，亦称“镜面舌”“光滑舌”“光莹舌”“光剥舌”“光红柔嫩”“舌光无苔”，提示证情危笃，辨证时应当注意。

舌上无苔轻者表示营养不良，缺乏维生素 B_{12} 或铁；重者表示体液亏乏，病情危笃。

胃阴干涸会引起舌红而光，舌面乏津，舌心尤甚，烦渴不安，不思饮食，或知饥不食，干呕作恶，或见胃脘疼痛，肌肤灼热，低热，大便秘结，甚则噎膈，反胃，脉细数无力。

肾阴欲竭也会引起舌绛而光，其色干枯不鲜，扪之无津，舌体瘦小，咽喉干燥，面色憔悴，头晕目眩，牙齿色如枯骨，腰膝酸软，潮热盗汗，脉沉细数。

上述两者均为阴液乏竭的虚证，病情危重。前者治疗时应滋养胃阴，可用益胃汤，或炙甘草汤去姜、桂加鲜石斛、蔗浆、麦冬。后者治疗时应滋补肾阴，可选十全甘寒救补汤，或左归饮。

气血两虚会引起舌淡白而光，常见面色㿠白或萎黄，唇甲淡白，头晕眼花，心悸失眠，疲倦乏力，少气懒言，语声低微，手足麻木，饮食不振，大便溏薄，小便清长，脉沉细无力。此症多由脾胃损伤，饮食不振，气血无以化生，病久而见气血两虚，舌质不得濡养，舌苔逐渐脱落，新苔不能续生，以致全舌淡白而光滑。治疗时应健脾养胃、补气生血，药方宜选用十全甘温救补汤。

舌苔白色

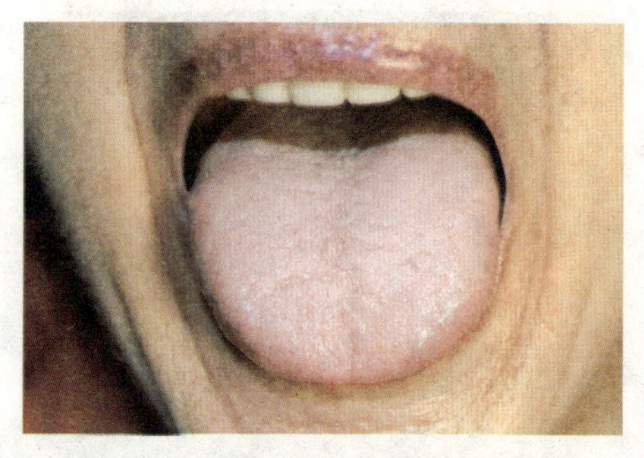

舌苔呈白色，称为“舌苔白”。《辨舌指南·白苔类诊法》中说：“舌地淡红，舌苔微白……干湿得中，不滑不燥，斯为无病之苔……”即正常人舌质淡红，舌苔微白，与病理性白苔不同，应注意区分。

舌苔白、舌质偏白的人多伴有形寒肢冷，手足不温，为阳气不足导致的虚寒体质。

风寒侵入皮表会引起舌苔白，主要表现为恶寒或恶风，头项强痛、发热，无汗，身痛，脉浮紧。风寒之邪外袭肌表，由皮毛而入，邪犯太阳膀胱经，寒为阴邪，易伤阳气，所以《辨舌指南》中称：“舌无苔而润，或微白薄者，风寒也，外证必恶寒、发热。”治疗时应辛温解表，药方可选麻黄汤。

寒湿侵袭皮表会引起舌苔白滑，恶寒发热，无汗，头痛头重，腰脊重痛，肢体酸楚疼痛，或一身尽痛，不能转侧，脉紧。这是由于冒寒晓行，或远行汗出，淋受凉雨，寒湿外受，邪客肌表所致。治疗时应疏风散湿，药方宜用羌活胜湿汤。

脾阳虚衰会引起舌苔洁白，光亮少津，其形有如片片雪花散布舌上，其色比一般白苔更白，并见面色少华，腹中冷痛，喜温喜按，腹满时减，食欲不振，便溏溲清，形寒肢凉，身倦乏力，气短懒言，脉迟或缓而无力。这是由于久病导致脾阳亏损，或屡经吐下，脾阳逐渐衰败，内寒凝闭中焦，既不能运化水湿，又无以输布津液，以致舌苔白净，津少光亮，形似雪花。治疗时应温中健脾，甘温扶阳，药方可用附子理中汤化裁。胃痛者可用干姜（或良姜）、荜茇煎水喝，具有温胃散寒作用。

舌苔黄色

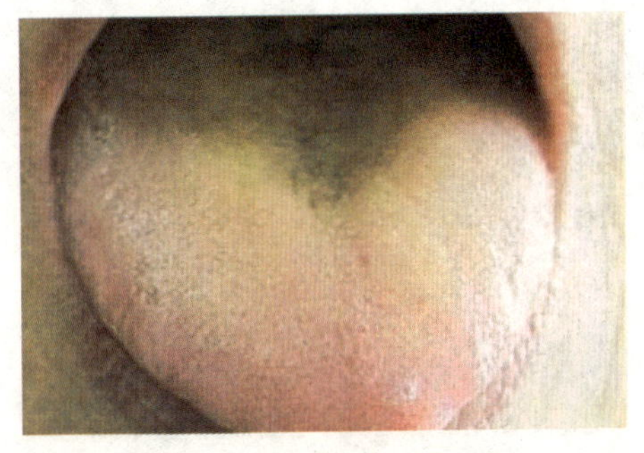

舌上苔色呈黄色，称为“舌苔黄”，或称“舌胎黄”“黄胎”。早在《黄帝内经》中已有“舌上黄”的记载。临证诊察黄苔，应分清苔质的厚、薄、润、燥、腐、腻等情况。

临床诊治时除需分清苔质，还需辨别染苔和其他假象，如饮食或季节气候的影响，夏季舌苔可见薄而淡黄，素嗜饮酒的人苔多黄浊，吸烟多的人黄垢中微有黑晕，均应与病理黄苔相区分。在舌上常有一层厚厚的黄苔，多半是浅表性胃炎或胃溃疡，黄色的深浅与炎症的轻重成正比。

体内胃热炽盛会引起舌苔黄，身大热，但恶热不恶寒，汗大出，面赤心烦，渴饮不止，脉洪大。此症因伤于寒邪，化热入里，或温病邪热入于气分，致阳明胃热炽盛所致。治疗时应清热生津，药方可用白虎汤。

体内胃肠实热会引起舌苔深黄；厚而干燥，甚或老黄焦裂起芒刺，面赤身热，日晡潮热，口渴，汗出连绵，大便秘结，腹满疼痛，烦躁，谵语，甚则神志不清，脉沉有力或滑实。治疗时应荡涤燥结，药方可选承气汤类。

脾胃湿热壅滞会引起舌苔黄而垢浊，舌质红，自觉身热心烦，口渴不欲饮，脘腹胀满，不思饮食，恶心呕吐，大便垢腻恶臭，脉滑数。治疗时应清热化湿辟浊消积，药方宜选枳实导滞丸、泻心汤等。

舌苔灰黑

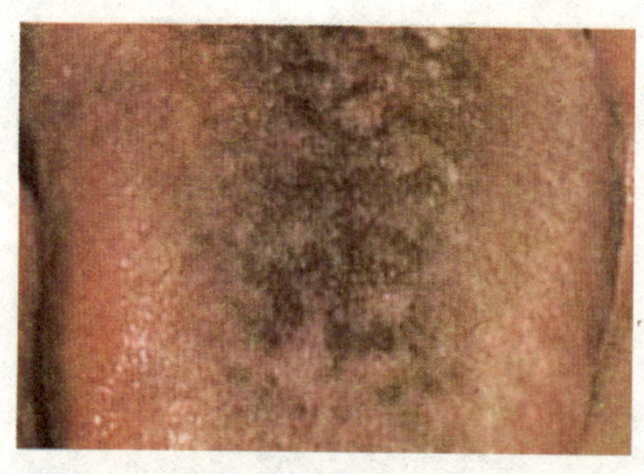

舌上苔色呈现灰中带黑者，称为“舌苔灰黑”，或称“舌胎灰黑”。舌苔灰黑者，病情一般较重，临床须根据舌面润燥程度及全身症状进行辨别。苔色呈浅黑时即为灰，苔色呈深灰时即渐黑；苔灰主病略轻，苔黑主病较重。

舌苔呈灰色，是先有体弱再兼热性病，或久病兼消化不良症的征象。舌苔色黑，临床常见患有肺癌、胃癌、食管癌及经常使用化疗和放疗的患者，尿毒症、恶性肿瘤等病情恶化时也会出现黑苔，是病情危急的征象。

脾阳虚衰会引起舌苔灰黑而薄润，面色萎黄，饮食少思，腹中冷痛，腹满，口不渴，喜热饮，大便稀溏或泄泻，完谷不化，四肢不温，脉沉迟。治疗时应温中散寒，药方可用附子理中汤。

痰饮内阻会引起舌苔灰黑水滑，或灰黑而腻，头昏目眩，胸腹胀满，脘部有振水音，口渴不欲饮，肠鸣便溏，或形体素盛而偏瘦，倦怠困乏，脉弦滑。对于痰饮内阻引起的舌苔灰黑，治疗时应温阳化饮，药方可选苓桂术甘汤等。

湿热内蕴会引起舌苔灰黑，厚腻而黏，自觉身热，午后则热象明显，寒热起伏，口苦，唇燥，面色淡黄或晦滞，胸脘痞闷，腹胀，小便短黄，脉沉滑。此多因脾失健运，水湿内停，久郁化热，湿热蕴蒸，秽浊壅滞中焦所致。对于湿热内蕴引起的舌苔灰黑，治疗时应辛开化浊，化湿清热，药方宜用三仁汤或黄连温胆汤。

舌苔溃烂

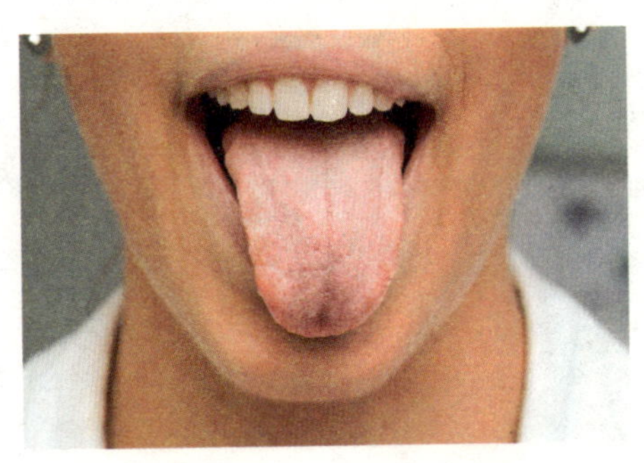

舌苔溃烂，是指舌苔如豆腐渣，苔质疏松而厚，揩之即去，但旋即又生。舌苔溃烂与舌腻有别，舌腻多在舌的中根部较厚，边尖部较薄，颗粒细小致密，紧贴舌面，不易刮脱。两者病因病机不同，临床应加以区别。

胃热痰浊上逆会令舌苔溃烂，舌苔质地疏松，浮于舌面，形如豆腐渣而厚腐，伴见恶心口苦，或咳吐黄痰，或脘闷纳差，脉弦滑而数。

宿食积滞会令舌苔溃烂，舌苔质地疏松，浮于舌面，厚腐而臭，伴见干噫食臭，嗳腐吞酸，脘闷，腹痛肠鸣，纳差便溏，脉细滑而数。

胃热痰浊上逆引起的舌苔腐烂与宿食积滞引起的舌苔腐烂，两者都是因胃失和降，胃浊上泛所致。但前者以痰浊为主，后者以停食为主。两者的区别在于：胃热痰浊引起的舌苔腐烂，形如豆腐渣而厚腐，同时伴有恶心泛吐黄痰，脘闷口苦，口黏纳呆等症；宿食积滞引起的舌苔腐烂，厚腐而臭，伴随有干噫食臭，嗳腐吞酸，腹胀肠鸣等症。

舌苔溃烂多为脾胃热盛，邪气上升而成。因胃为水谷之海，以通降为顺，若胃失和降，胃中水谷不能化为精微，反生浊痰，或食停气滞，邪从热化而生腐苔，多属实证。治疗时应降逆和胃，不可纯用温燥，只宜于和胃降逆之中，稍佐补气之品加以调理。

对于因胃热痰浊上逆而引起的舌苔腐烂，治疗时应佐以清热化痰辟浊，药方可选温胆汤加味。

舌苔白腻

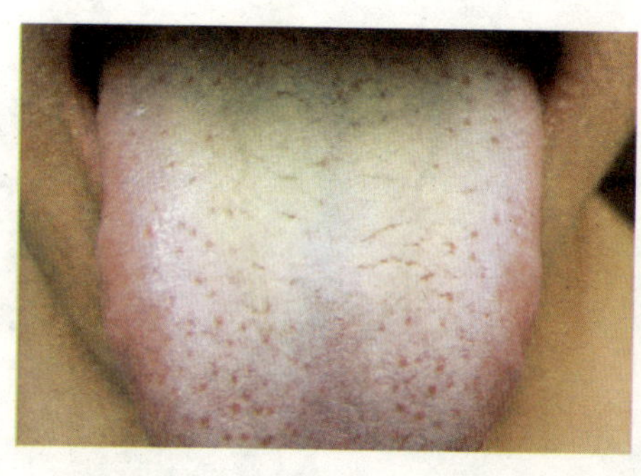

舌苔白腻，是指舌面罩着一层白色浊腻苔，苔质致密，颗粒细小，不易刮脱。正常人在饮用牛奶或豆浆后，出现舌苔白腻，属染苔或假苔，属于正常现象。

白腻苔与白腐苔，虽然苔质皆较厚，但两者不同，腐苔颗粒粗大，刮之易去；腻苔颗粒细小，累附舌面，不易揩去，以此为辨。

外感寒湿会使人出现舌苔薄且白腻，恶寒发热，头痛头胀如裹，身重疼痛，无汗，脉浮紧。这是由于汗出受寒，或涉水淋雨，或晓露夜行，受寒湿之邪，卫阳受遏，寒令色白，湿主腻苔，其寒湿在表，故舌苔呈薄白腻，舌质无变化。《通俗伤寒论·六经舌胎》：“然必白浮滑薄，其苔刮去即还者，太阳经表受寒邪也。”治疗时宜温散寒湿，药方可选羌活胜湿汤。

湿气内阻会使人出现舌苔白厚腻而干，或厚如积粉，舌质红，发热恶寒，身痛出汗，手足沉重，呕逆胀满，脉缓。这是因感受湿热病毒所致，或因湿浊内蕴，复感外邪而致。湿热由表入里，蕴伏于膜原之间，阳气被郁，湿浊上泛，所以出现舌苔白腻。治疗时应化湿辟浊清热，药方可选达原饮或雷氏宣透膜原法。

寒饮内停会使人出现舌苔白腻水滑，舌质青紫，面色白或晦暗，眩晕，脘腹胀满，得温则舒，口不渴，或渴不欲饮，小便少，脉沉迟。此症多因脾阳不振，水饮内停所致。对于寒饮内停引起的舌苔白腻，治疗时应温阳醒脾行水，药方宜选温脾汤。

舌苔黄腻

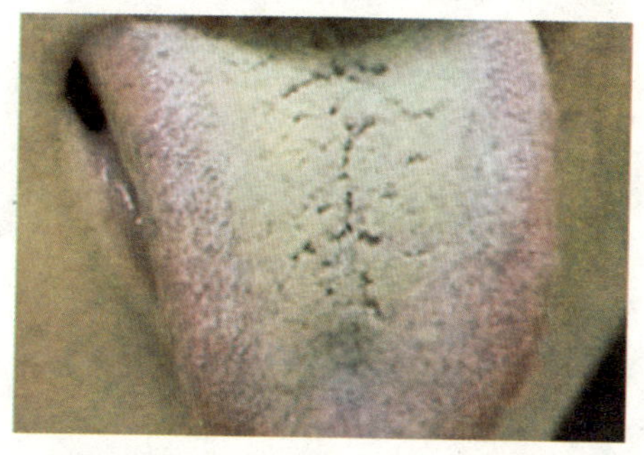

舌苔黄腻是指舌面有一层黄色浊腻苔，苔中心稍厚，边缘较薄，归属腻苔类。黄腻苔，在古代医籍中记载较少。《金匮要略》虽有“黄苔”记载，但未明言“黄腻”。后世温病学说兴起，对黄腻苔的认识渐趋深刻。

舌苔黄腻在中医诊断中称为黄腻苔，由邪热与痰涎湿浊交结而形成。苔黄为热，苔腻为湿，为痰，为食滞。黄腻苔主湿热积滞，痰饮化热或食滞化热等症。临床多见于急慢性胃肠炎、胆囊炎、尿毒症等患者的舌象。

痰热蕴肺会使舌苔黄腻，咳嗽，喉中痰鸣，咳黄稠痰或痰中带血，胸膈满闷，甚者呼吸迫促，倚息不得卧，脉滑数，右寸实大。这是由外邪犯肺，郁而化热，热灼肺津，炼液成痰，痰与热搏，蕴于肺络或胸膈，上蒸于舌，而见黄腻苔。或素有痰浊，蕴而化热，亦可见黄腻苔。治疗时应清肺化痰，药方宜用清金化痰汤加减。

肝胆湿热会使舌苔黄且黏腻，头重身困，胸胁满闷，腹胀，纳呆厌油，口苦。这大多因嗜食肥甘醇酒，水谷不得消化，聚湿生热；或情志怫郁，木郁化火，均可影响肝胆疏泄功能。治疗时应化湿泄浊，药方可选茵陈五苓散加减。

大肠湿热会使舌苔黄腻，腹痛下利，里急后重，大便脓血，肛门灼热，小便短赤，脉弦滑而数。此乃由于暴饮暴食伤及脾胃，湿滞不运，蕴久化热。治疗时应清热利湿，调畅气机，药方可用白头翁汤、木香槟榔丸。

第五章

手部望诊

●手掌上的掌屈纹在一定的情况下会随着人体的健康状况、生活环境、心理情况和年龄的变化而变化，掌屈纹即通常所说的手线。在手诊中，经常观察的手线大概有14条，这14条线分别反映身体不同部位的健康状况。除了手线之外，手掌上还会出现一些病理纹，这些病理纹会表明身体上相应的脏腑器官发生了病变。当然，形状、位置不同的病理纹所代表的疾病意义也不同。

手掌划分法

为了更准确地了解手掌不同区域和脏腑器官的对应关系，需要先了解手掌的分区。

在中医学中，八卦的每一卦代表着某一对应脏腑的功能。所以从卦位的变化就可看出脏腑的病变，通过观察卦位上的表象就可以判断脏腑的虚实、盛衰。八卦属性又与五行（金、木、水、火、土）相对应。通过分析五行的生克关系，并根据卦位上的表征，推演其相生相克的规律，就可以判断疾病的发生和发展，从而指导治疗方法。

古代医学家将阴阳八卦与五行学说相结合，并配以相应脏腑器官，创立了手掌八卦分区法：乾位：属金，主头、督脉；坤位：属土，主股、任脉；震位：属木，主足、心脏；巽位：属木，主股、肝胆；坎位：属水，主耳、肾、膀胱；离位：属火，主目、小肠；艮位：属土，主手、脾胃；兑位：属金，主口、大肠。

五行星丘划分法是近代国外学者结合宇宙中太阳系的星体，根据“天人合一”的原理，划分手掌的一种方法。这种方法与九宫八卦的区域划分相对应，即第一火星丘对应震位，金星丘对应艮位，木星丘对应巽位，土星丘和太阳丘对应离位，水星丘对应坤位，第二火星丘对应兑位，月丘对应乾位，地丘对应坎位，火星平原对应明堂。

在望手诊病中，根据这两种手掌划分方法，就可指导预测身体不同脏腑器官的健康或病理性变化。

九宫八卦划分法

九宫八卦划分法是目前手诊中最常用的手掌划分方法，它继承并发展了古代手掌八卦分区法。中医学认为，八卦的每一卦代表相应脏腑的功能，所以卦位上的表征变化即可反映脏腑的病变。手诊中借鉴了这一观点，根据后天八卦把手掌分为九区，以此指导诊断。

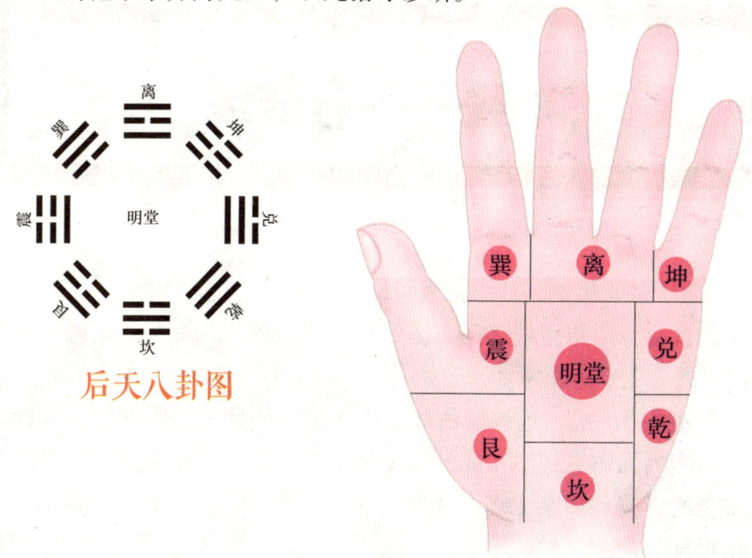

后天八卦图

五行星丘划分法

五行星丘划分法是国外学者结合宇宙中太阳系的星体，根据“天人合一”的原理而创制的。五行主要表现金、木、水、火、土五种物质状态之间相生、相克的关系。传统中医经常用五行相生相克的理论来指导诊病。

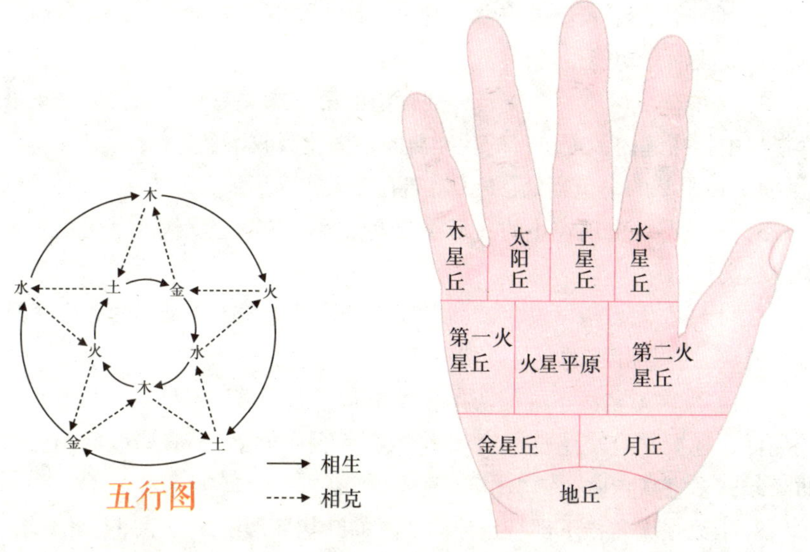

五行图

1线——感情线

1线起于手掌尺侧，从小指掌指褶纹下1.5 ~ 2厘米处，以弧形、抛物状延伸到食指与中指指缝之间下方，这条线应该以深而长、明晰、颜色红润、向下的分支少为正常。

1线又称感情线、远端横曲线、小指根下横曲线、天线，主要代表呼吸系统功能的强弱。观察1线的长度和走向，可以分析出自主神经对消化系统功能的影响；观察1线上从中指到无名指这一段，可以分析出呼吸系统功能的强弱。

1线的主要病理变化

1. 1线过长，已经到达食指的第三关节腔下缘，表明可能患有胃肠神经症，即胃肠自主神经功能紊乱；

2. 1线长，流入食指与中指缝内，且2线下垂向乾位，提示自幼患有胃病，吸收消化功能很弱；

3. 1线分成两支，一支延伸到食指的第三指关节腔下缘，另一支进入食指与中指指缝内，提示胃的功能薄弱，消化吸收不良；

4. 在手掌的小鱼际处，1线始端有较大的岛形纹，多提示听神经异常；

5. 1线尾端出现较小的岛形纹或大量零乱的羽毛状纹线，提示患有咽炎或鼻炎；

6. 1线在无名指下发生畸断，提示肝的功能较差，或早年曾经患过严重的疾病，引起肝脏的免疫功能下降；

7. 1线在无名指下方被两条竖线切断，提示血压不稳定，其血压偏高或偏低，还要结合交感神经区和副交感神经区查看。若在竖线的两旁有脂肪隆起，多患高脂血症；

8. 1线在无名指下部有延伸向2线的叶状岛形纹，提示患有乳腺增生；

9. 1线在无名指下有较小的岛形纹，提示视神经方面发生异常变化；

10. 1线呈锁链状，提示自幼呼吸功能较弱；

11. 1线延伸至无名指和中指下，并下垂成弧形，提示可能患有低血压和胃下垂。

标准的1线

1线起于手掌尺侧，从小指掌指褶纹下1.5 ~ 2厘米处，以弧形、抛物状延伸到食指与中指指缝之间下方。1线主要代表呼吸系统功能的强弱

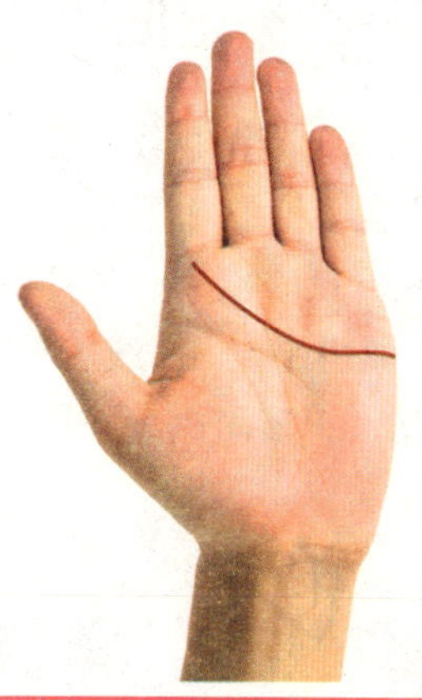

1线畸断

1线在无名指下发生畸断，提示肝的功能较差，或早年曾经患过严重的疾病，引起肝脏的免疫功能下降

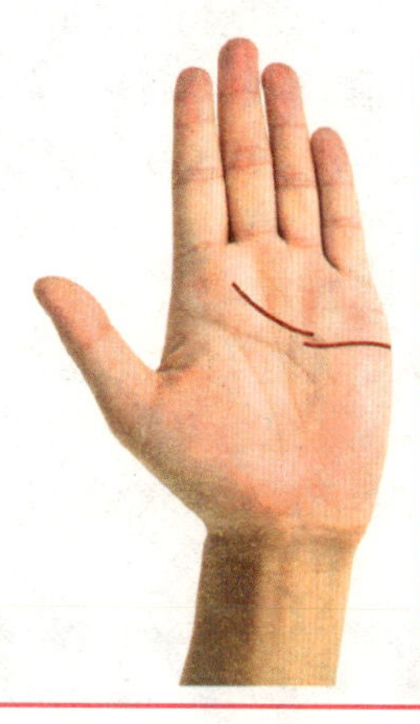

1线被切断

1线在无名指下方被两条竖线切断，提示血压不稳定

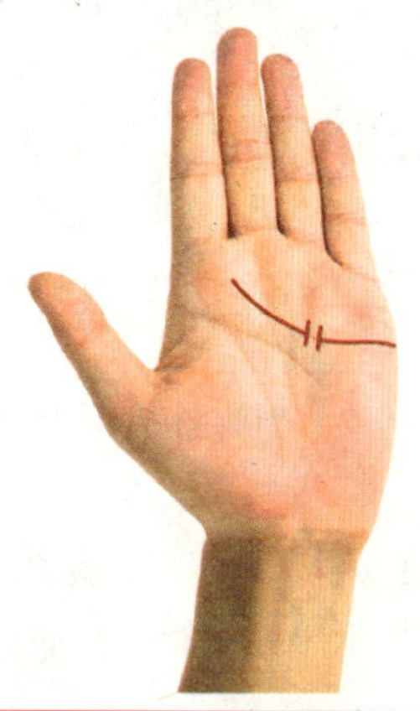

1线呈锁链状

1线呈链锁状，提示自幼呼吸功能较弱

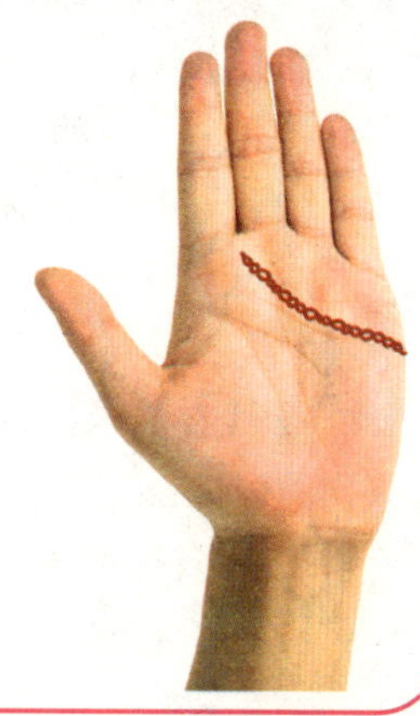

2线——智慧线

2线起于手掌桡侧，从食指掌指褶纹与拇指掌指褶纹内侧连线的1/2处开始，以抛物线状延伸到无名指中线，这条线以微粗、明晰不断裂、微微下垂、颜色红润为正常。

2线又称为“脑线”、近端横曲线、小鱼际抛物线、智慧线、人线。此线所提示的疾病，主要是神经、精神方面及心脑血管系统功能的变化。此外，智力高低，甚至外伤都可从这条线上反映出来。凡具备标准型2线的人，大多身体比较健康，充满活力，心情愉快。而2线末端过于下垂的人，多见于思想家；若过于平直，则提示此人头脑固执、性格急躁。有关2线所提示的健康状况，大部分来自遗传。

2线的主要病理变化

1. 2线与3线始端并连过长，而且呈链状，提示自幼消化吸收功能较差，后天要特别注重对脾胃的调理和保养；

2. 2线中部有较大的岛形纹，多提示患有眩晕症或梅尼埃综合征；

3. 2线中断，或在手心处分开2、3支，多提示有心脏病，常见于先天性风湿性心脏病；

4. 2线过于平直，则提示此人头脑固执、急躁，易患头痛；

5. 2线过长，下垂到乾位，而且线上有零乱纹理时，提示患有神经症；

6. 2线位于劳宫穴附近出现“□”形纹，提示多有脑震荡史，或有过全麻手术史、脊髓疾病、腰椎骨折等病；

7. 2线在无名指下出现“□”形纹，多为腹部手术遗留的肠粘连和腹部外伤的标记；

8. 2线上有明显“+”字纹，提示此人心律不齐，须预防隐性冠心病；

9. 2线上有明显“*”字纹，则多提示患有血管性头痛或心绞痛；

10．2线断裂，提示易头痛或脑细胞曾有过严重的损害，要注意心脑血管疾病的检查；

11．2线呈锁链状，提示自幼胃肠的消化吸收功能就差，营养不良，易导致记忆力减退。

2线与3线并连过长

2线与3线始端并连过长，而且呈锁链状，提示自幼消化吸收功能较差，要特别注重对脾胃的调理和保养

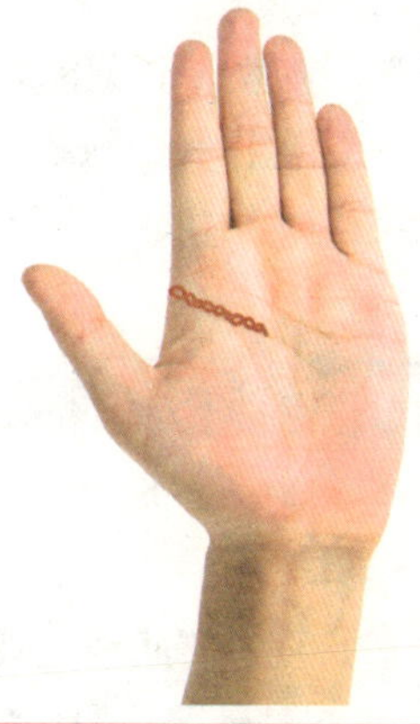

2线过长

2线过长，下垂到乾位，而且线上有零乱纹理时，提示患有神经症

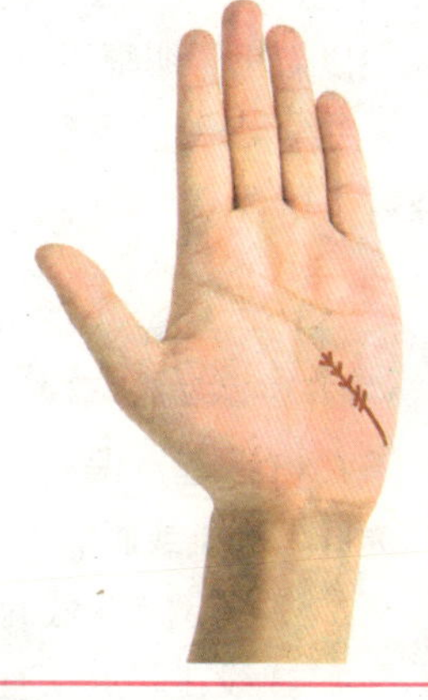

2线断裂

2线断裂，提示易头痛，或脑细胞曾受过严重的损害，要注意心脑血管疾病的发生

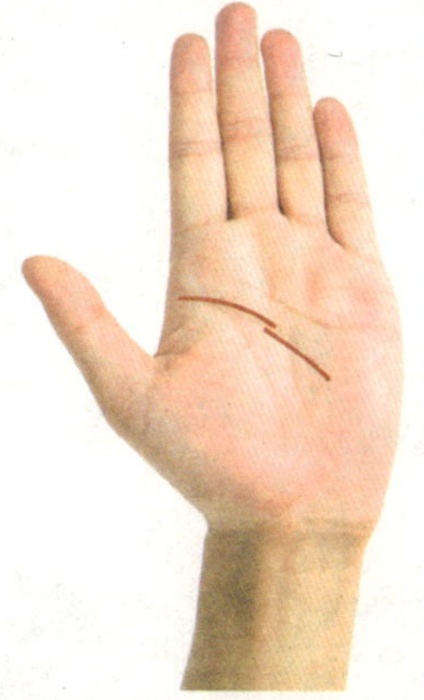

2线呈锁链状

2线呈锁链状，提示自幼胃肠的消化吸收功能差，营养不良，易导致记忆力减退

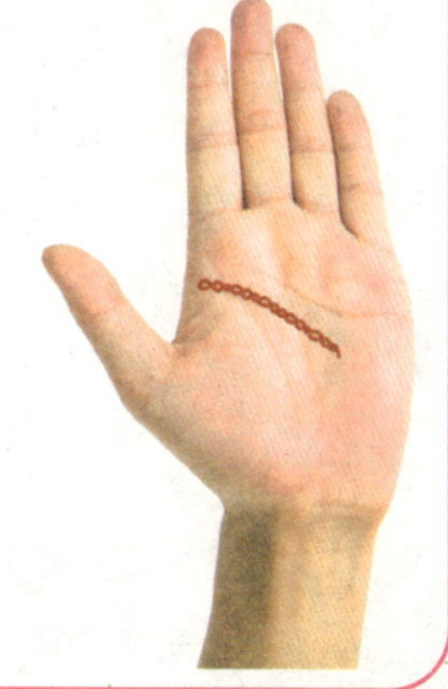

3线——生命线

3线起于手掌桡侧，从食指掌指褶纹与拇指掌指褶纹内侧连线的1/2处开始，以弧形、抛物线形延伸至腕横纹，弧度不超过中指中线下垂直线。此线以微粗、明晰不断、颜色红润为正常。多数人手掌上3线与2线相交。

3线又称生命线、大鱼际曲线、大鱼际抛物线、地线、本身线，主要反映人的体质、精力、能力、健康状况及身体疾病的产生与变化。

3线的主要病理变化

1．3线起点偏高的人，胆气比较刚硬，肝木旺盛，身体基本健康，其病为肝木克土或胆囊炎症；

2．3线起点偏低的人，精力不足，脾虚弱，胃肠消化吸收功能较差；

3．3线在起点处有断裂，提示幼年曾有过较严重的疾病，甚至危及生命，比如肺炎、猩红热、伤寒等；

4．3线内侧有一条护线，此类患者多为肠道功能失调，有便秘或腹泻的表象；

5．3线尾端出现“伞”形纹，提示患有腰腿痛；

6．3线的包围面积过大，超过中指中线，提示有血压偏高的病状；

7．3线包围的面积较小，没有达到中指中线，提示血压偏低，身体较差，不论男女，都易患消化不良；

8．3线尾端出现岛形纹，女性提示子宫肌瘤，男性提示前列腺炎或前列腺肥大，且岛形纹越小越有病理意义；

9．3线过短，提示免疫力差，易患慢性消耗性疾病；

10．3线尾端出现“*”字纹，提示易患心绞痛；

11．3线在肾区断裂或出现“*”字纹，提示患有肾结石；

12．3线呈锁链状，提示机体抵抗力差，易生病；

13. 3 线末端出现分叉纹，提示患有关节炎；

14. 3 线尾端，即靠手腕处，有如流苏状，要预防老年病

3 线始端断裂

3 线在起点处断裂，提示幼年曾有过较严重的疾病，甚至危及生命

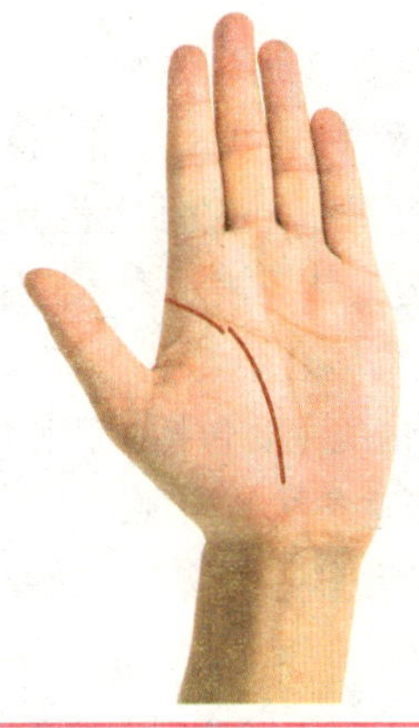

3 线内侧的护线

3 线内侧有一条护线，提示患有肠道功能失调，有便秘或腹泻的病症

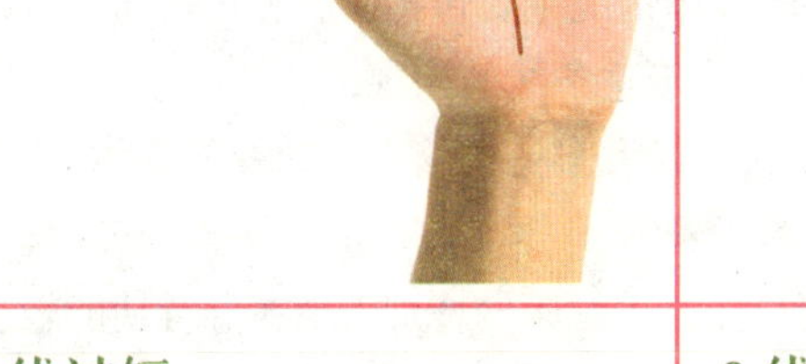

3 线过短

3 线过短，提示免疫力差，易患慢性消耗性疾病

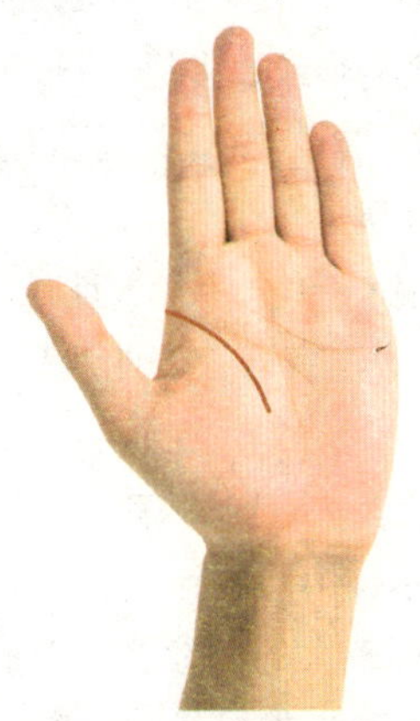

3 线呈锁链状

3 线呈锁链状，提示机体抵抗力差，易生病

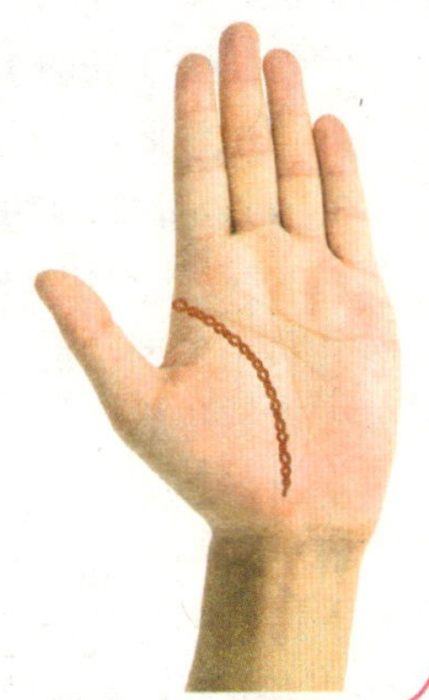

4线——健康线

4线起于大小鱼际交接处（以不接触3线为原则），斜行向小指方向（以不接触1线为原则）。在掌纹诊病过程中，4线是预测、诊断重病的发生、发展的一条非常重要的线。这条线长短不一，一般手上没有这条线比较好。如果有这条线，则以清晰有力、平直为最佳，表示身体健康；如果这条线没有气力，又呈断断续续的状态，表示身体衰弱。

4线又称健康线。此线反映的身体情况主要包括：肝脏免疫功能、机体抵抗力的强弱、身体状况的好坏。关于这条线的出现，有的手诊专家认为，身体健康的人一般没有这条线，这条线大多见于脑力劳动者或身体弱的人。而且在身体健康变差的时候，4线会随着身体变差而加深，直到健康恢复，线才又变浅。这表明，有健康线身体并不健康，特别表现在肝肾功能较差或患有慢性呼吸系统疾病的人，通常这些患者手掌上会出现深而明显的4线。

4线的主要病理变化

1. 出现深而长的4线，且线上出现岛形纹，多提示肝的健康状况较差；

2. 4线深而长，配合潜血线形成倒“八”字纹，提示有内出血倾向；

3. 4线深而长且切过1线，提示疾病偏重于呼吸系统；

4. 4线过长且切过3线，提示疾病偏重于免疫系统，且有危及生命的可能；

5. 4线断断续续，表示消化系统功能衰退，若此线呈片断或梯形时，其病理意义更大；

6. 4线为波形，表示肝脏或胆囊功能较衰弱，有时也表示患有风湿症；

7. 如果4线粗大并形成弓形，表示体力衰弱；

8. 4线与3线相连接的地方，出现较大的岛形纹，表示患有呼吸系统疾病，如果岛形纹内部有细小杂线，同时岛形纹松弛，提示呼吸器官或喉咙有发炎的症状。

4线上的岛形纹

出现深而长的4线，且线上出现岛形纹，多提示肝的健康状况较差

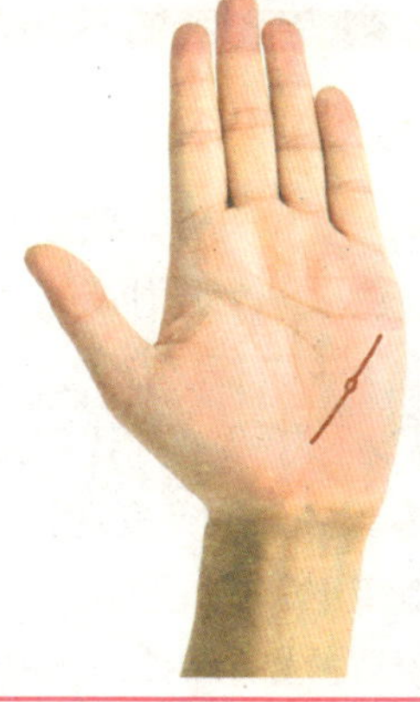

4线与潜血线形成倒“八”字纹

4线深而长，配合潜血线形成倒“八”字纹，提示有内出血倾向

4线切过1线

4线深而长且切过1线，提示易患呼吸系统疾病

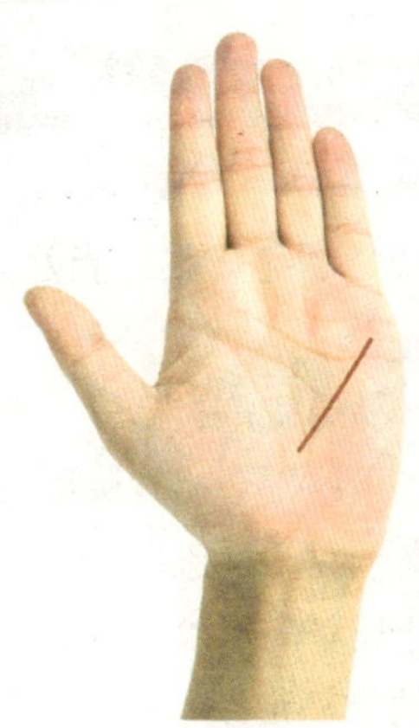

4线切过3线

4线过长且切过3线，提示易患免疫系统疾病，且有危及生命的可能

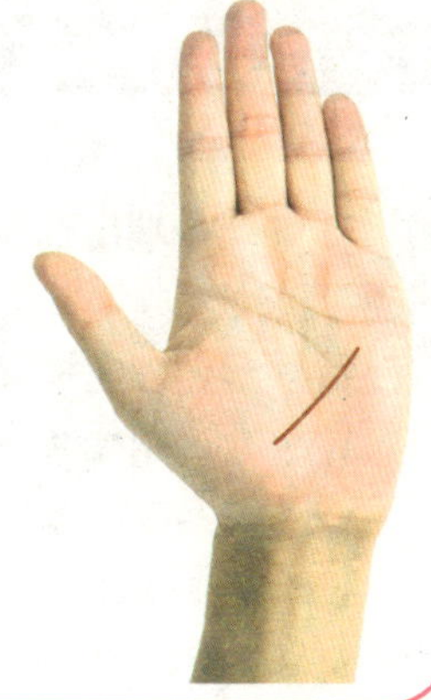

5线——玉柱线

5线起于坎位，向上通过掌心，直达中指下方。此线不能太粗，最好为细而浅，笔直而上，明晰不断，以颜色红润为最佳。这条线主要反映心血管系统和呼吸系统的健康状况。

5线又称玉柱线。在古代手相中认为，手掌有5线的人，大多可以做大官，因此叫作“玉柱”。但现在手诊专家经过研究发现，手掌出现这条线并非健康之兆，而且此线越长（连到中指下）健康状况越不好，主要表现为青少年时期身体较弱。若这条线比较短，提示在其出现处所代表的年龄阶段体质会下降，但现在已经痊愈。5线代表的慢性病主要是心肺功能减退。有些人目前感觉身体健康状况良好，如果出现5线，表示中老年易患心脑血管方面的疾病。

5线的主要病理变化

1. 无名指下有两条平行的5线延伸向1线，提示可能患有高血压；

2. 5线始端出现岛形纹，提示胃肠的消化吸收功能差，常会有腹部胀气的症状；

3. 5线始端出现圆滑小岛形纹时，易患痔疮；

4. 5线的尾端若有大量的干扰线，提示常会出现胸闷气短的情况；

5. 5线与1线相交处有零乱的分支，提示易患肺炎；

6. 5线末端出现如羽毛球拍形状的长竖岛形纹，提示患有胃下垂；

7. 5线起始端位于地丘处有竖形的小岛形纹，提示久坐的人，容易患便秘、痔疮；

8. 5线低矮或起始端出现鱼尾纹，提示体质较差，易患便秘；

9. 5线走到离位处分成三个分支，提示容易患肺心病；

10. 5线起端坎位处有小坑或有明显的“*”字纹，提示此人已经患有肾结石；

11. 5线深而长直到中指下代表慢性病，主要提示心肺功能减退，中晚年有心脑血管方面疾病的隐患；

12. 5线与3线相交，提示有患高血压的可能。

无名指下两条平行5线

无名指下有两条平行的5线延伸向1线，提示可能患有高血压

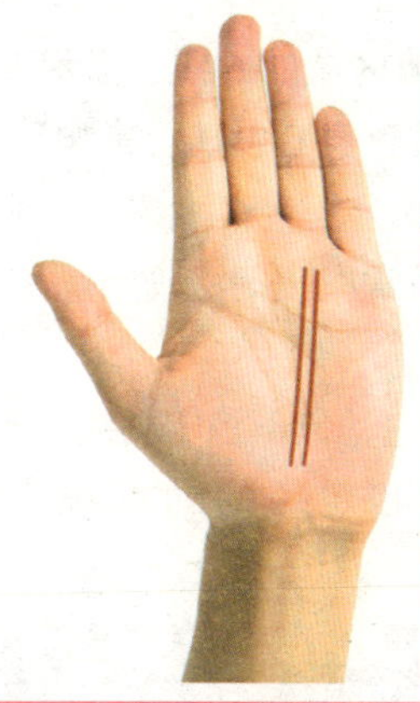

5线始端的岛形纹

5线始端出现岛形纹，提示胃肠的消化吸收功能差，常有腹部胀气的症状

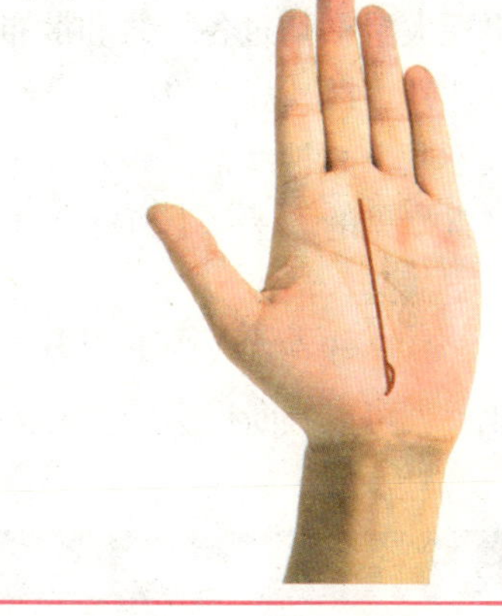

5线末端的岛形纹

5线末端出现如羽毛球拍形状的长竖岛形纹，提示患有胃下垂

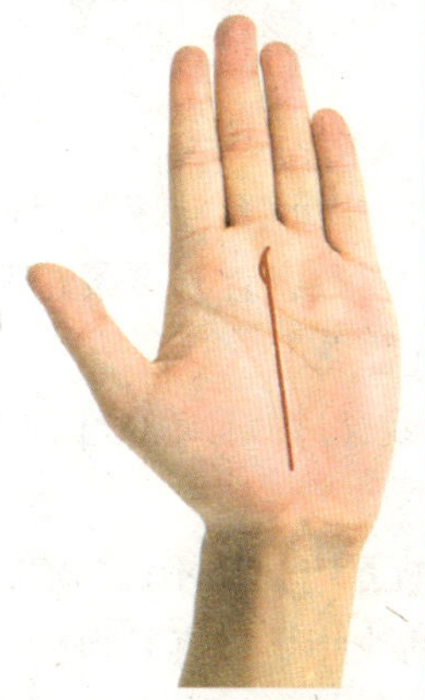

5线在离位分支

5线走到离位处分成三个分支，提示容易患肺心病

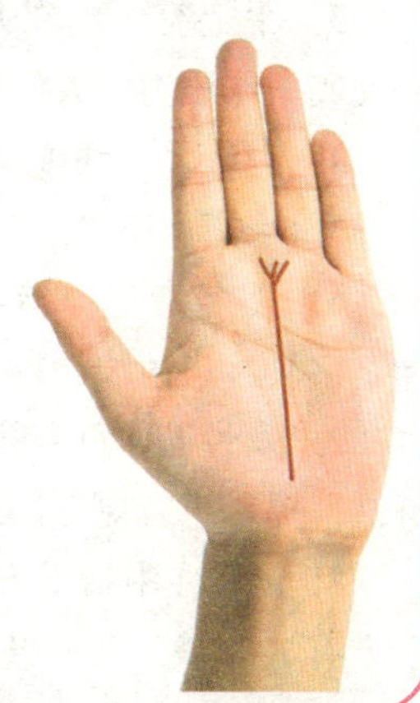

6线——障碍线

6线是横切各主线或辅线的不正常纹线，位置不固定。

6线又称障碍线。这条线可以反映出近期身体的好坏。若在短时间内出现大量横切过各主线和散布于各脏腑区域的6线，提示人的精神和思想都达到了极其疲劳的状态，若不及时调整身心，还会影响到内脏的功能。6线不同于其他线的是，它在短时间内就会发生很大改变，而其他纹线是不经常变化的。手掌上有这条线的人，最常发生的心理问题是：抑郁、固执、情绪低落、消极。

这条线在皮纹学上称为“白线”，它是最不稳定的线，观察它的种种变化，就可以判断疾病的发展状况，也可以观察治疗的情况。

6线的主要病理变化

1. 深而长的6线切过3线，提示体内潜伏着严重的疾病，例如癌症或心脑血管疾病等，因此在相应年龄时期，要预防此类疾病的发生；

2. 出现2 ~ 3厘米长的6线切过1、2、3线，提示患有慢性消耗性疾病；

3. 手上突然出现大量细小、浅短的6线，提示近期常有饮食不规律、熬夜或工作压力较大的情况；

4. 有较多6线横切3线的人，体质大多较差；

5. 6线横切3线，且月丘上有方形纹，提示肾虚或有呼吸系统方面的疾病；

6. 无名指与中指下的1线上有方形纹，且有多条6线穿过，或伴有“#”字纹、三角纹，提示患有慢性支气管炎；

7. 女性若掌部各主线有浅细的6线穿过，且掌色红，尤其是乾位颜色鲜红，提示患有更年期综合征；

8. 1线在中指下方被6线切过，提示有血压不稳的症状。若1线小指下方有K形纹，表示患低血压，若1线小指下方有K形纹且切过6线，表示患高血压；

9. 有一条平直的6线从1线下出发，穿过2线，侵入3线，向拇指关节腔延伸，这条6线呈断续状或上面有岛形纹，提示可能患有肿瘤，并且6线会随着病情而改变。

6线切过3线

深而长的6线切过3线，提示相应年龄时期可能发生重大疾病

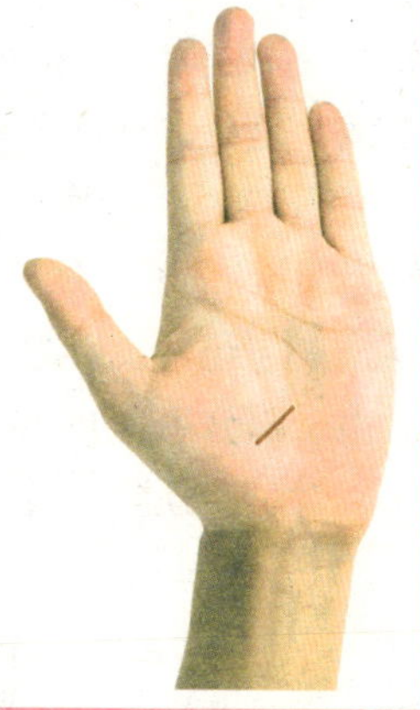

6线切过1、2、3线

2～3厘米长的6线切过1、2、3线，提示患有慢性消耗性疾病

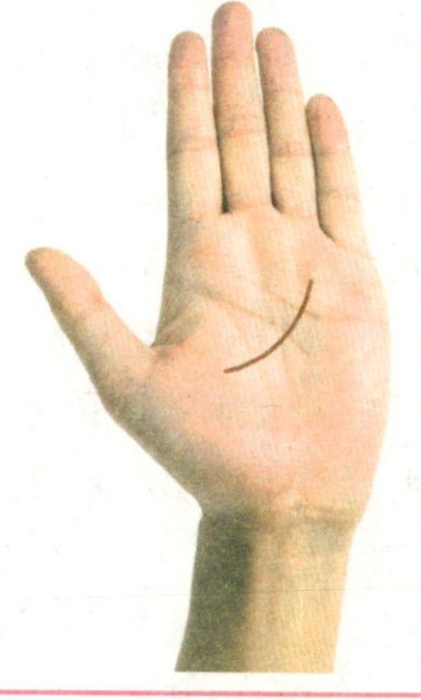

多条6线切过1线

无名指与中指下的1线上有多条6线穿过，提示患有慢性支气管炎

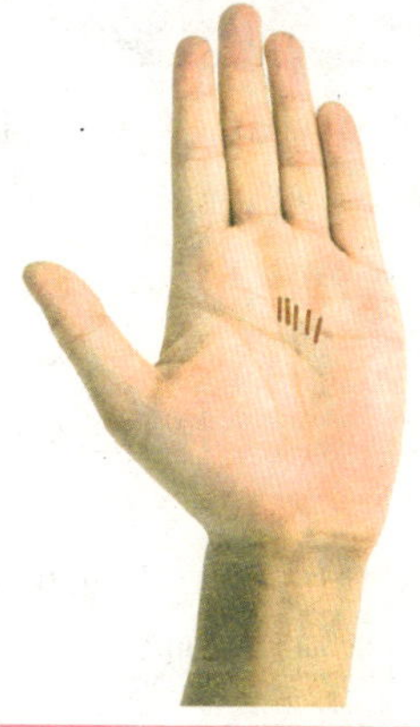

6线经过1、2、3线延伸至拇指下

一条平直的6线从1线下出发，穿过2线，侵入3线，向拇指关节腔延伸，且此线呈断续状，提示可能患有肿瘤

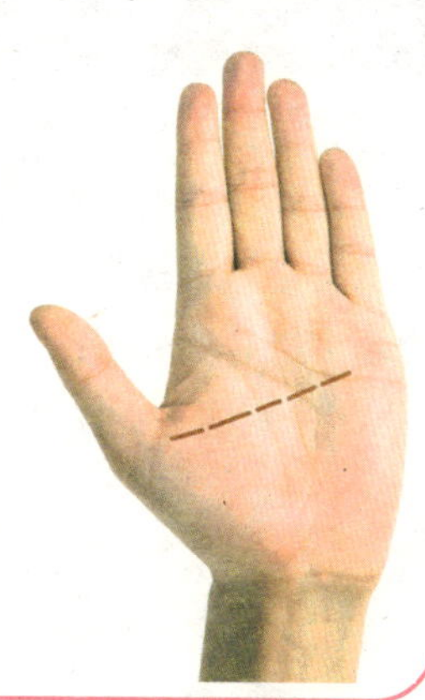

7线——成功线

7线是一条位于无名指下的竖线，一般不超过1线。

7线又称太阳线、成功线，是5线的副线，比5线短，这种线很少见。据观察研究，此线多与血压的高低有关。7线之所以被称为“太阳线”，命相学认为“太阳”者，贵人也，出现7线，是命中有贵人庇佑，贵人虽然和血压没有任何关系，可是“太阳”乃诸阳之首，中医的阴阳学说认为：阳之太盛——血压高，阳之不足——血压低，很符合7线的实际病理意义。

高血压是世界性的慢性非传染性疾病。它经常会引起心、脑、肾等脏器的并发症，严重危害着人类的健康。由于部分患者并无明显的症状，因此通过手诊诊断方法，提前发现高血压，对早期预防及时治疗具有极其重要的意义。

低血压是由于血压偏低而引起的一系列症状。虽然这不算是一种疾病，但可能是由其他疾病所引发的，而且它会使人头晕眼花、精神疲惫、注意力不集中或昏倒、休克，进而导致其他伤害产生。所以患有低血压也必须积极治疗，从而保证身体健康，提高生活质量。

7线的主要病理变化

1. 7线旁出现“*”字纹，提示患有高血压，并伴有心肌供血不足；
2. 7线穿过1线，且交感神经区扩大，血脂高的人，多会出现高血压；
3. 7线形成，但没有切过1线，交感神经区缩小，各脂肪丘平坦的人，提示多患有低血压；
4. 有明显的7线，且线旁有脂肪丘隆起，提示患有高血压且伴有血脂高；
5. 在无名指下，有两条平行的7线穿过1线，提示可能患有高血压；
6. 有多条7线，且线较短，提示可能血压偏低；

7. 7线处出现“#”字纹，同样提示血压偏低；

8. 出现几条细而弱的7线，或中间有岛形纹，表示眼睛近视；

9. 有一条或多条7线，且线较长，提示容易患有颈椎增生病。

7线旁有“*”字纹

7线旁出现“*”字纹，提示患有高血压，并伴有心肌供血不足

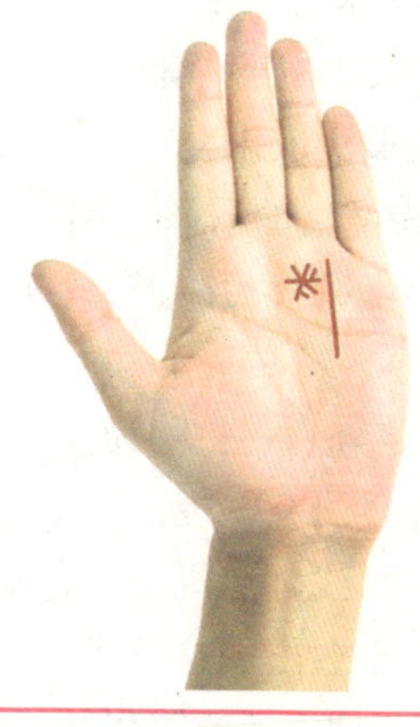

7线穿过1线

7线穿过1线，交感神经区扩大，提示会出现高血压

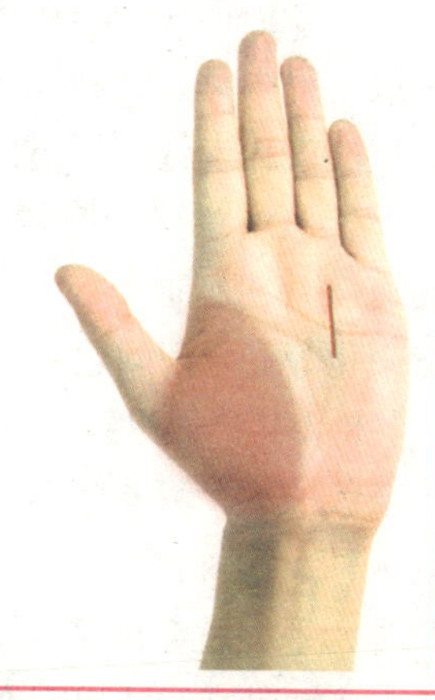

7线未切过1线

7线没有切过1线，且交感神经区缩小，提示多患有低血压

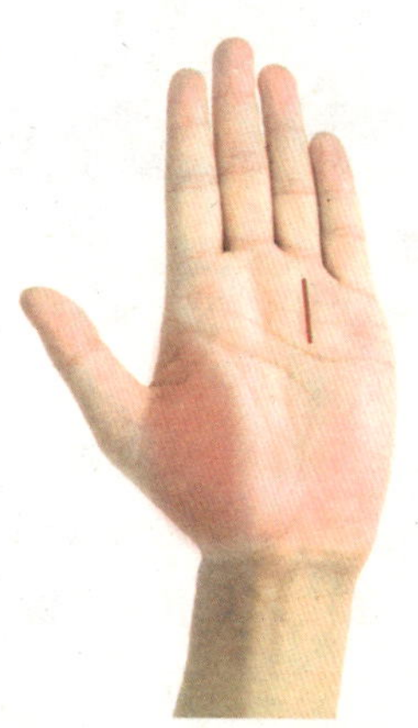

出现一条或多条7线

有一条或多条7线，且线较长，提示容易患颈椎增生病

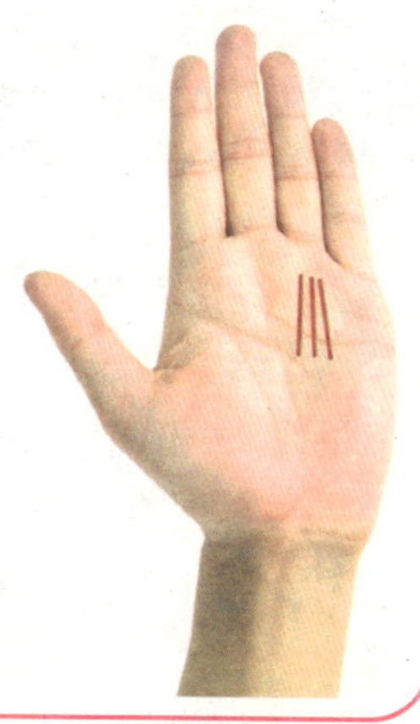

8线——放纵线

8线位于小鱼际的腕横纹上1～2厘米处，是一条向内延伸的短横线，一般人很少见。这种线多见于生活不规律，长期熬夜，身心极度疲劳，体力过度消耗或性生活过度，嗜酒，长期服用安眠药、麻醉品的人。生活不规律，不注意饮食控制，将会产生一些可怕的后果，比如会患上糖尿病、高血压、高血脂等疾病。而这些病症易引起视力减退、肾脏功能损害、动脉硬化等一系列问题。

8线又称放纵线、糖尿病线，除此之外它还被称为“远游线”。据说有这条线的人，喜欢远游，不守祖业。经过研究发现，无论是喜欢出门旅游的人，还是待在家里、足不出户的人，只要生活规律被打乱，特别是经常熬夜，手上就会出现8线。还有一种人也会出现这条线，那就是糖尿病遗传者，而且8线的出现在糖尿病的遗传规律上还有隔代的特点。

如果已经患有糖尿病，那一定要注意饮食。中医学认为糖尿病的病因是身体长期阴虚燥热，导致内分泌失调，影响血糖，所以应避免食用会引起身体燥热的食物，而且还要戒食高脂肪和高糖分的食物。

8线的主要病理性变化

1. 出现三条8线的人，提示易患糖尿病；

2. 一条深而长的8线横穿过3线肾区时，提示糖尿病已经直接影响到了肾脏的代谢功能；

3. 如果出现弯曲的8线，提示生活不规律，需要调整作息；

4. 8线过直，表示爱吃肉，易肥胖；

5. 8线上有多条细、小、断断续续的纹络，提示容易神经衰弱、失眠多梦；

6. 刚出生的婴儿手上出现8线，提示应考虑家族中有糖尿病史，要加强外界因素与饮食、环境的防护，以避免糖尿病的发生；

7. 乾位出现一条 8 线，且有 13 线形成，提示患有糖尿病；

8. 稍肥胖的人手掌上有一条笔直的 8 线，是营养过剩的信号，要预防脂肪肝。

三条 8 线

出现三条 8 线，提示易患糖尿病

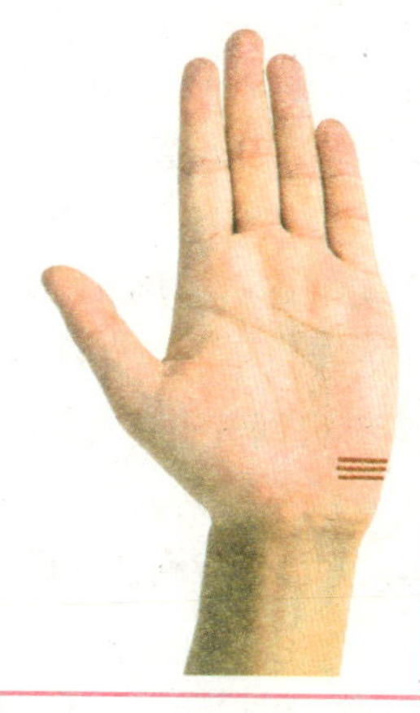

8 线穿过肾区

一条深而长的 8 线横穿过 3 线肾区，提示糖尿病已经影响到了肾脏的代谢功能

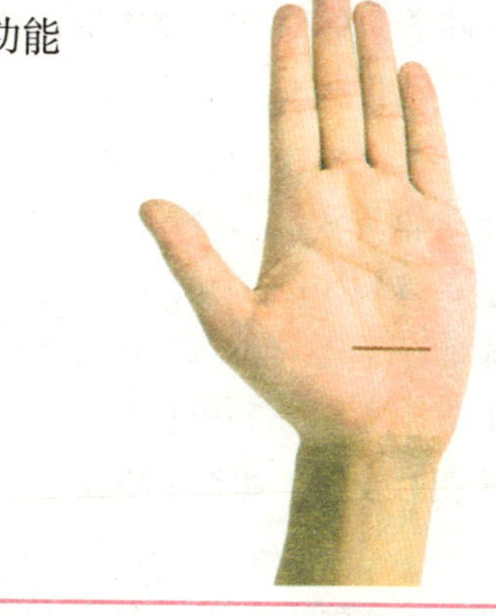

弯曲的 8 线

出现弯曲的 8 线，提示生活不规律，需要调整作息

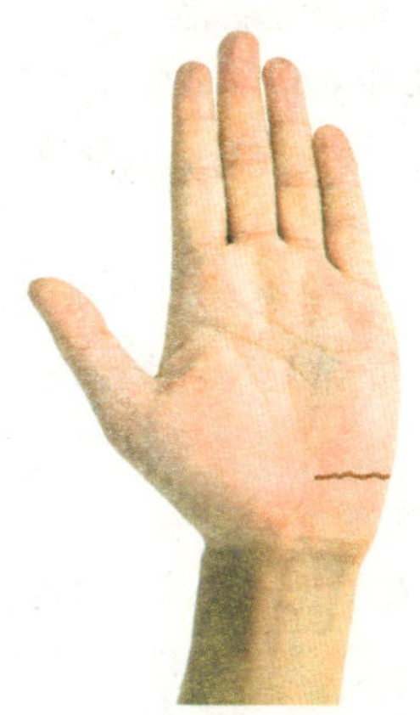

乾位的 8 线

乾位出现一条 8 线，且有 13 线形成，提示患有糖尿病

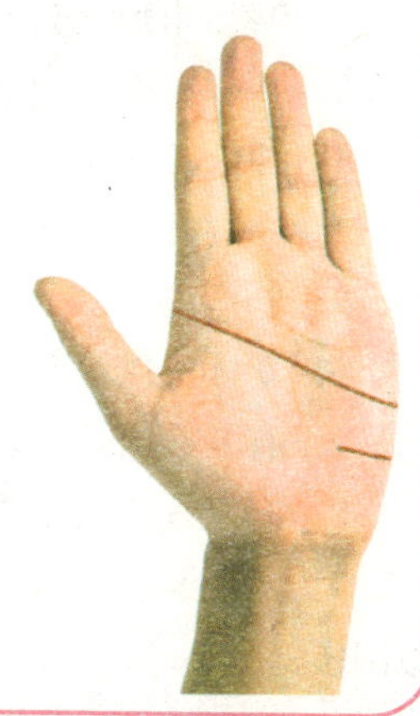

9线——金星线

9线起始于食指与中指指缝间，以弧形延伸到无名指与小指指缝间。

9线又称为金星线、过敏线。有这条线的人多为过敏体质，肝脏不好，意味着人体对有害物质的代谢、排出能力下降。近几年，有这条线的人增多，说明由于药品或空气污染严重，过敏体质的人增多了。

关于9线，命相学认为：此线出现在离位，离为火，性格多焦虑急躁，反应聪明敏锐，喜爱运动。身体往往上实下虚，上热下凉。比较符合对不孕不育病因的研究。若不孕症的夫妻双方手上均有这条线时，要检查精液或卵子是否有抗体产生而引起了不孕症。根据五行星丘的理论来说，9线出现于太阳丘和土星丘，如果太阳丘的9线多，其人好动，有爆发力，领导能力较强；如果土星丘上9线多，其人好静，有耐性，做事能坚持到底。

9线的主要病理变化

1. 有多条深而长的9线出现，提示肝脏免疫功能低下，导致反复过敏。手上有9线的人，应找到导致身体过敏的物质，然后远离它；

2. 9线间断而分成多层，提示易患神经衰弱；

3. 9线中央有一个小岛形纹，代表患有甲亢或肿瘤；

4. 坤位有9线与1线相交，而且坎位3线有三角形纹，提示可能有心肾不交的病症；

5. 肝病患者，手上如果出现9线，应考虑有病变的可能；

6. 女性出现寸断的9线，提示泌尿生殖系统功能较弱，有不孕的可能；

7. 有9线出现，表示肝脏对酒精的解毒能力差；

8. 有9线的人夏季易患多形性光疹皮炎，青年女性多见；

9. 男性9线上有干扰线切过，又有8线，坤区又出现岛形纹，提示易患阳痿；

10. 出现9线，且1线呈锁链状，尾端流入中指与食指缝内，咽区暗红色，提示有咳嗽的症状。

9线间断且分层

9线间断且分成多层，提示易患神经衰弱

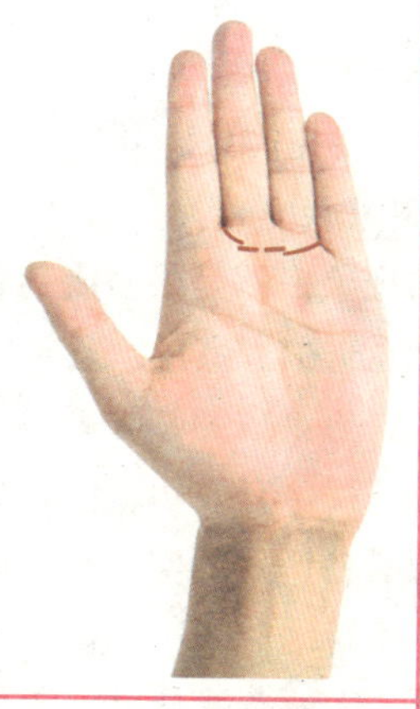

9线中央的岛形纹

9线中央有一个小岛形纹，代表患有甲亢或肿瘤

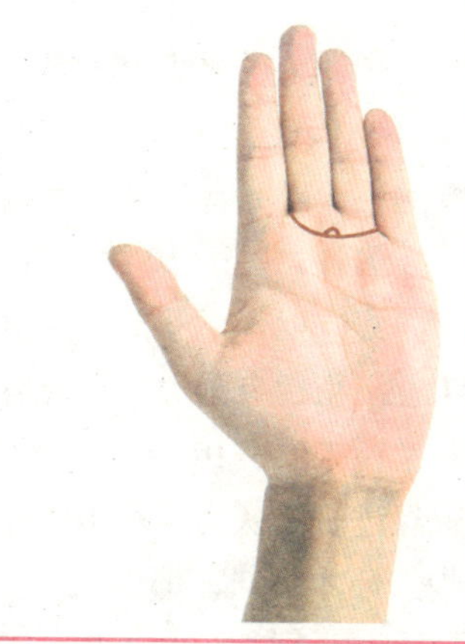

寸断的9线

女性出现寸断的9线，提示泌尿生殖系统功能较弱，可能会不孕

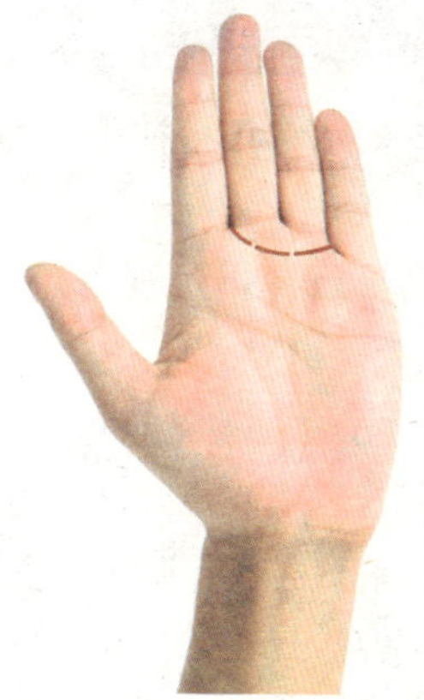

9线与1线相交

9线向下呈弓形交于1线，提示易患肺结核

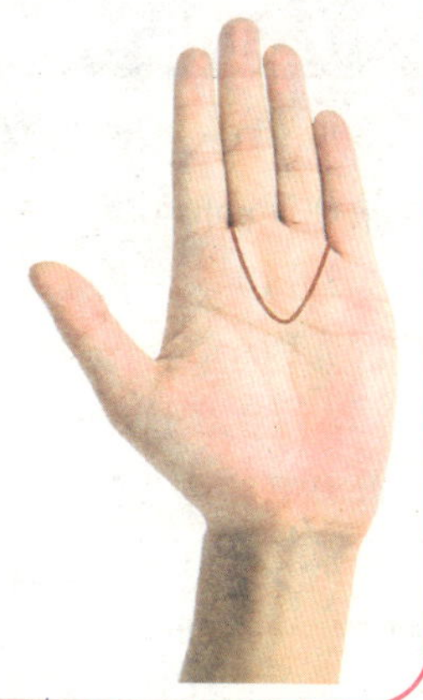

10线——土星线

10线在中指掌指褶纹下，为一半月状的弧形。

10线又称土星线。有这条线的人多性格孤僻，常有肝气不疏的症状。有的手诊研究者认为这条线还与近视眼家族史有关。

另外，关于10线还有一个有趣的现象，就是很多成功者手上都会出现这条线。西洋的手相学中认为，此线出现在土星丘，且包住了中指，这意味着沉稳、有耐力，因此有10线的人，更易成为领导者。从中国传统的八卦学说来看，10线位于离位，“离为火”，含有成功、位高的意思。手诊专家经过研究认为，有10线的人大多都具备一定的实力和才能，但是如果这些人怀才不遇，那么就可能会出现心理问题，如：嫉妒、固执、自闭、孤独，乃至精神分裂。由于心理的原因，这种人就会出现消化功能紊乱的症状。所以针对这种原因所引起的消化系统疾病患者，不能只选用助消化的药，而要从疏肝理气入手进行治疗。

10线的主要病理变化

1. 手掌上出现深且明显的10线，提示常年精神压力大导致心理紧张，有精神抑郁的倾象；

2. 10线伴见无名指下1线上的岛形纹，提示视力差，而且是由于遗传的原因；

3. 手掌上有明显的10线和大量的6线，多见于过大的精神压力所致的精神紧张型失眠患者；

4. 有10线出现且1线、2线变浅，肝区扩大，肺区、支气管区、肾区隐现暗斑，自咽区起至1线尾端纹线深重杂乱、色暗，提示患有支气管哮喘病；

5. 手掌上出现10线，提示肝气郁结，情结、情志不舒，若为女性则容易导致月经失调，治疗时应以疏肝理气为主；

6. 手掌上有10线出现，并且1线与2线之间有“丰”字纹，提示精神严重抑郁，甚至有自杀倾向；

7. 10线上有“*”字纹且3线上有岛形纹，提示患有眼病，而且非常严重。

10线伴见1线岛形纹

10线伴见无名指下1线上的岛形纹，提示视力差，而且是由于遗传的原因

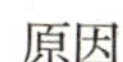

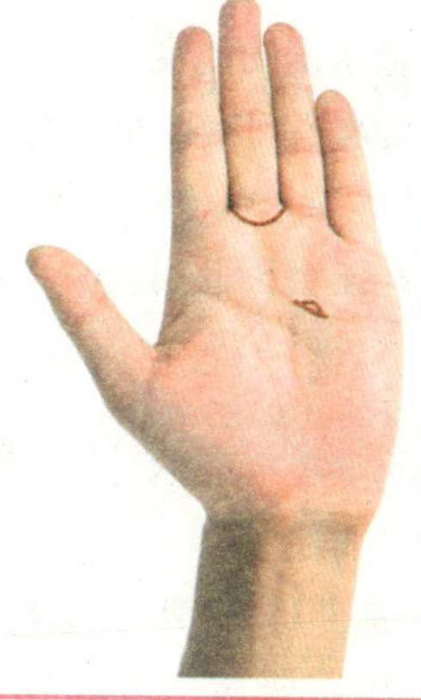

10线伴有大量6线

手掌上有明显的10线和大量的6线，这种掌纹特征多见于过大的精神压力所致的精神紧张型失眠患者

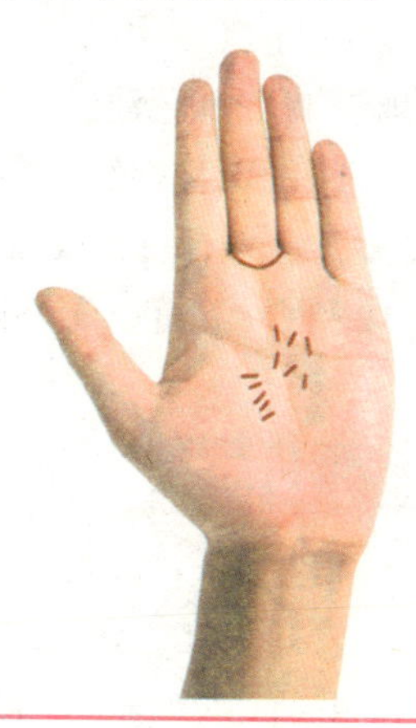

10线伴有“丰”字纹

手掌上有10线出现，并且1线与2线之间有“丰”字纹，提示精神严重抑郁，甚至有自杀倾向

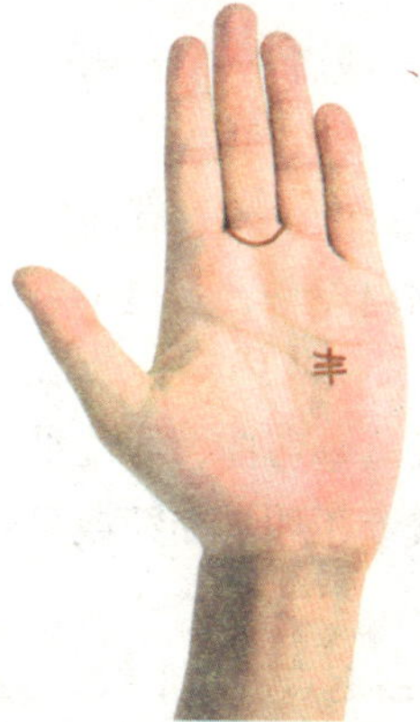

10线上的“*”字纹

10线上有“*”字纹且3线上有岛形纹，提示患有眼病，而且非常严重

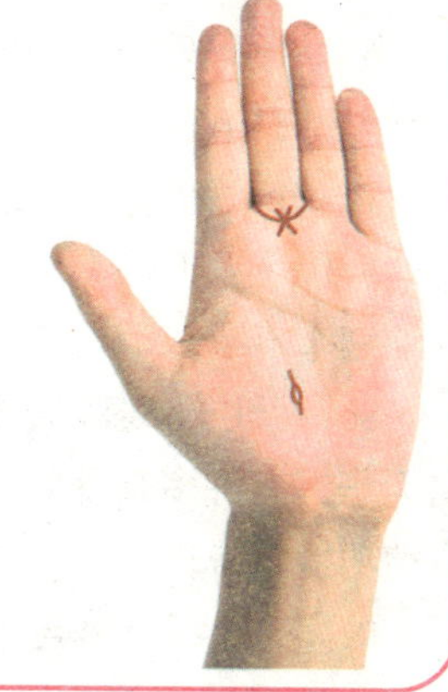

11线——性线

11线位于小指掌指褶纹与1线中间（出现通贯掌时，11线就在小指掌指褶纹与14线中间），其长度大约到小指中线的1/2处。此线以深且平直，明晰不断，颜色浅红为佳，表明泌尿生殖系统功能良好。

11线又称性线。在我国，健康的人大多拥有两至三条11线。如果此线短，且只有一条或没有，女性多为不孕症、月经失调、子宫发育不良；男性多见少精症、无精症、阳痿症等，甚至会因此引发心理障碍。

11线的主要病理变化

1. 双手无11线的人，表明生殖功能低下；
2. 11线尾端呈岛形纹，女性多易患尿路感染，男性易患前列腺增生病；
3. 11线低垂，向1线方向弯曲，提示肾虚，易疲劳，会出现耳鸣、头晕、记忆力减退、腰腿酸软等症状；
4. 11线尾端有多条分支，提示易患尿路感染；
5. 11线过长，一直延伸向无名指，表示患有肾炎或前列腺炎，若线上出现“*”字纹或6线，诊断意义更大；
6. 11线较短且颜色浅淡，只有1条或者不明显，多提示易患不孕症、月经失调、子宫发育不良等症；
7. 11线短浅、细弱、色淡或隐而不显，线上有岛形纹或大量6线切过，坤位位置低陷，筋浮骨露，肤色枯白无华，多提示生殖机能低下，女性易宫寒不孕；
8. 女性11线浅淡或短少，向1线低垂弯曲，坤位平坦甚至凹陷，苍白无华，有许多杂乱的纹理，腕横纹浅淡不明、断续或呈锁链状，提示患有性功能障碍；
9. 若11线下垂与1线相连，且3线起点有岛形纹，提示肾阳虚；

10. 11线弯到1线，且2线过分延长至乾位，震位凹陷，坤位、坎位同时出现“*”字纹，提示患有慢性前列腺炎引起的性功能障碍。

11线尾端有岛形纹

11线尾端呈岛形纹，女性多易患尿路感染，男性易患前列腺增生病

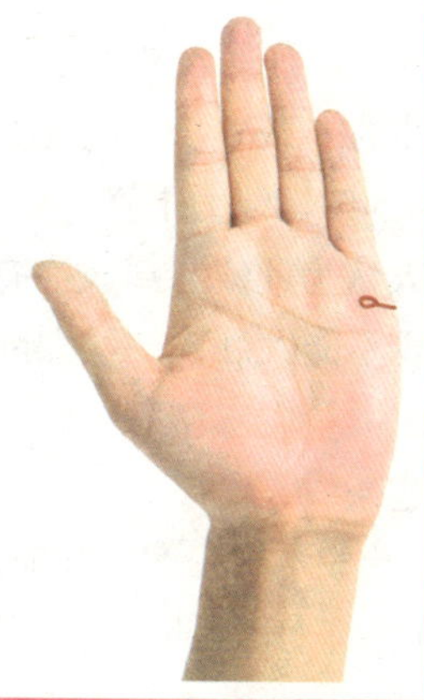

11线过长

11线过长，一直延伸向无名指，表示患有肾炎或前列腺炎。若线上出现“*”字纹或6线，病理意义更大

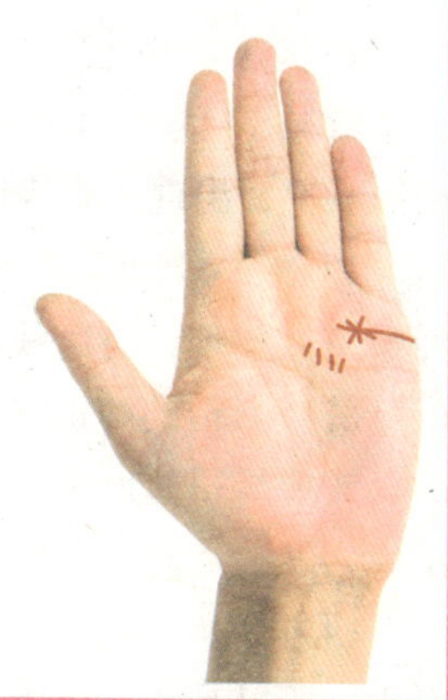

11线与1线相连

若11线下垂与1线相连，且3线起点有岛形纹，提示肾阳虚

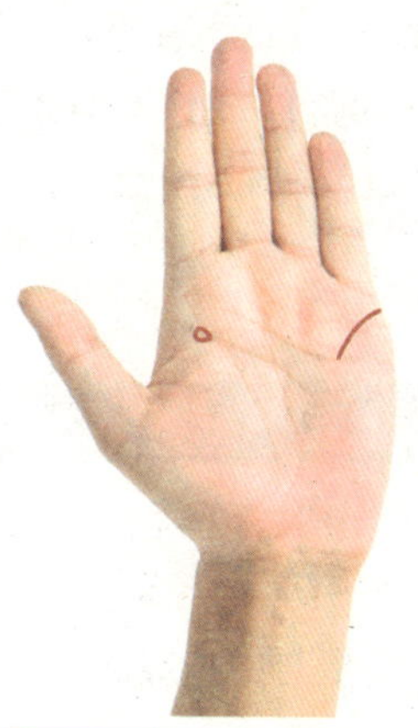

11线尾端分支

11线尾端有多条分支，提示易患尿路感染

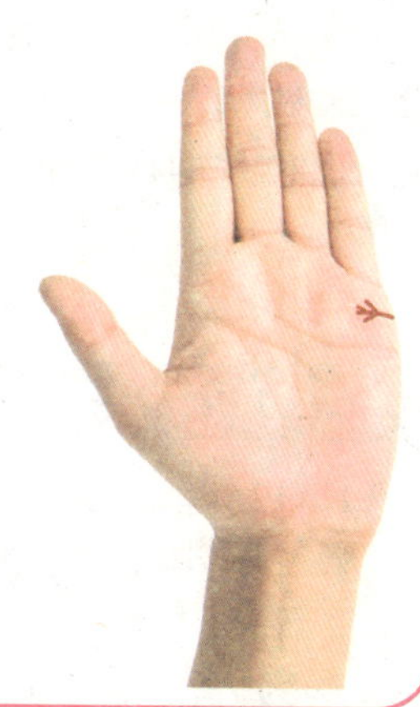

12 线——肝病线

12 线起于小指掌指褶纹与 1 线中间（出现通贯掌时，12 线就在小指掌指褶纹与 14 线中间），向无名指下延伸的一条横线。此线主要反映肝脏的健康状况，出现这条线说明身体对酒精的解毒能力下降。

12 线又称肝病线、酒线，日本有人认为此线与痛风症有关，手诊专家经过研究发现，有此线的人多嗜酒，或不能饮酒，一饮即醉，而且这些人的肝脏对酒精的解毒能力较差，常易患酒精中毒型肝硬化。接触过某些毒品，或曾经得过肝炎的人，也可留下这条线，所以可以这么认为：12 线的出现，表示某些中毒加重了肝脏负担，造成不同程度的肝损害。

西方命相学认为，12 线是从月丘向太阳丘延伸，月亮是阴土，而太阳是火，所以是从土位走向火位。中国的八卦学说认为，12 线是从坤位走向离位，“坤为阴土，离为火”，也是从土位走向火位。所以 12 线代表的就是“阴病致阳病”。

由于 11 线与 12 线都位于小指掌褶纹下和 1 线之上，因此很容易把这两条线混淆在一起，不能准确区分。那么 11 线与 12 线的区别具体是什么呢？这两条线虽然起点相同，但长度不同，11 线长度不会超过无名指的中线；而 12 线的长度却超过了无名指中线。根据这一点，就可以把两条线区分开了。

12 线的主要病理变化

1. 12 线浅、断、隐约，提示肝脏解毒功能下降；

2. 12 线深而长，提示肝脏免疫功能下降；

3. 12 线异常，且 1 线过长或流入食指与中指缝之间，胃区纹理紊乱，提示有肝郁血虚的症状；

4. 12 线在中指下方，与 1 线相交，提示容易患有痛风或关节炎；

5．12线上有障碍线切过，提示曾患过肝炎；

6．12线上有岛形纹，提示由于过量饮酒，引起了肝损伤，或说明肝脏发生慢性病变。

12线浅、断、隐约

12线浅、断、隐约，提示肝脏解毒功能下降

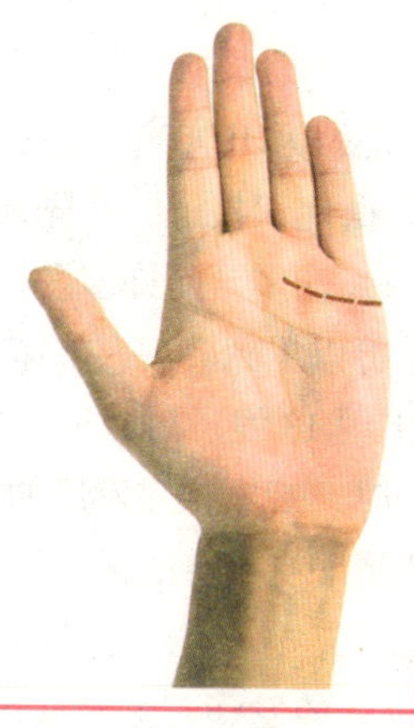

12线深而长

12线深而长，提示肝脏免疫功能下降

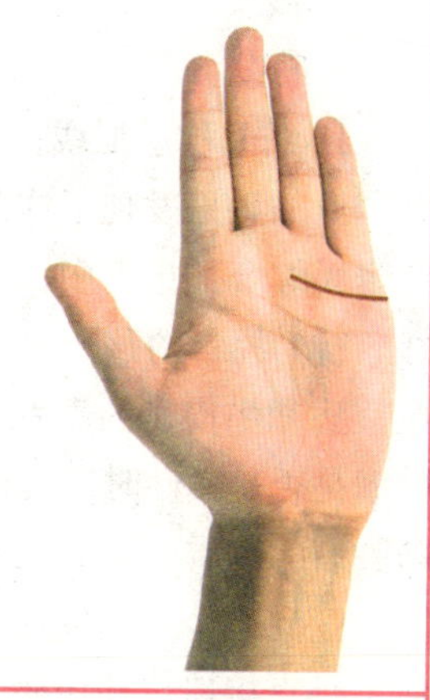

障碍线切过12线

12线上有障碍线切过，提示曾患过肝炎

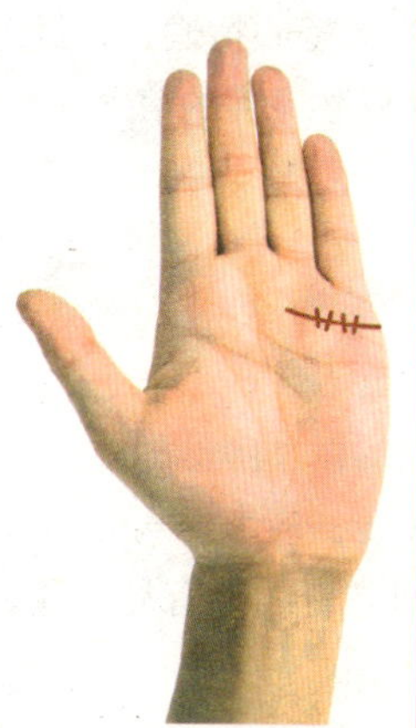

12线上有岛形纹

12线上有岛形纹，提示由于过量饮酒，引起了肝损伤，或说明肝脏正发生慢性病变

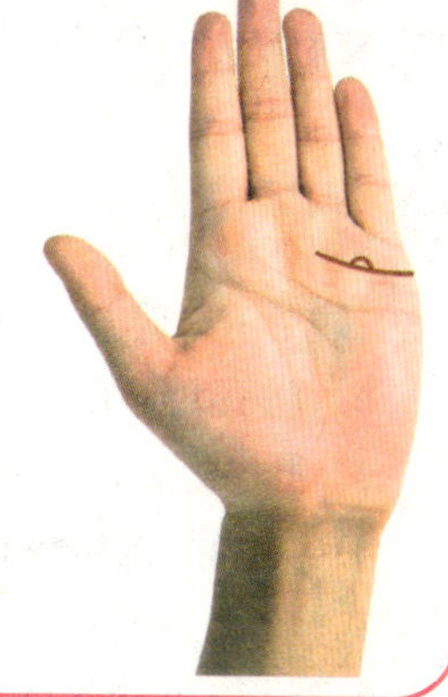

13 线——悉尼线

13 线实际上是 2 线的变异，一直延伸到手掌尺侧。此线的出现提示家族有肿瘤史。

13 线又称悉尼线，名为“悉尼”，是因为 1970 年前后，有研究者在澳大利亚的悉尼发现了这条特别的纹线。据他们报道，在先天风疹、白血病和唐氏综合征患者中，有悉尼线掌纹的人较多，而许多发育迟缓、学习不好、行为异常的孩子中，悉尼线也时常可以见到。现在临床观察到，肝癌、血液病和牛皮癣的患者手上，也常常出现 13 线。后天形成的 13 线在判断肿瘤是否是良性时，具有重要意义。同时，观察正在发展的 13 线，对于判断肿瘤的性质、手术情况和预后的身体情况有重要的帮助。

癌症是否与家族遗传有关，这是大家普遍关心的问题。目前认为，癌症不是直接遗传性疾病，但确有少数癌症的发病有家族遗传的倾向，家族中有人患癌，其子女患癌的概率比一般人大得多。我们称之为遗传型家族性癌，包括食管癌、大肠癌、乳腺癌、胃癌、子宫内膜癌等。

癌症的发生目前是一个尚未破解的谜，其遗传问题也十分复杂。因此，如果家中有人患癌，不需要担心，而要保持心情愉快，加强身体锻炼，提高自身免疫力，同时还要帮助家人树立战胜癌症的信念。

13 线的主要病理变化

1. 左手出现 13 线，属于肿瘤的高危人群；
2. 双手出现 13 线，提示肿瘤遗传的概率降低；
3. 肝病患者，如果手掌上出现 13 线，应考虑病变的可能；
4. 13 线呈抛物线状向掌边缘延伸，若线上有岛形纹，诊断肿瘤的意义更大；
5. 若 13 线的起点与 3 线的起点空开距离，则患肿瘤的可能性更大；

6. 13线较模糊，提示易患血液方面疾病，如血小板减少、造血功能不好、血黏度升高、血脂高等症，还应预防病情恶变。

左手出现13线

左手出现13线的人属于肿瘤的高危人群。若双手同时出现13线，则肿瘤遗传的概率降低

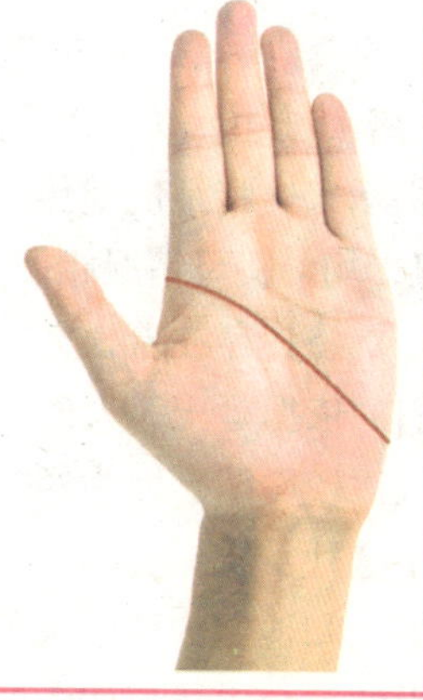

13线起点与3线起点分开

13线的起点与3线的起点空开距离，则患肿瘤的可能性更大

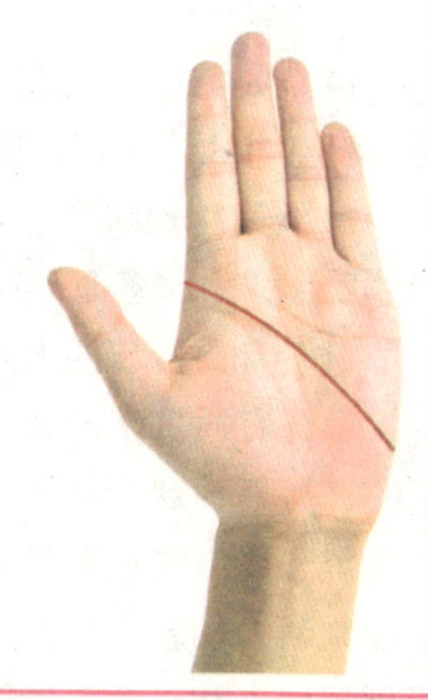

13线上的岛形纹

13线呈抛物线状向掌边缘延伸，且线上有岛形纹，提示患有肿瘤的可能性很大

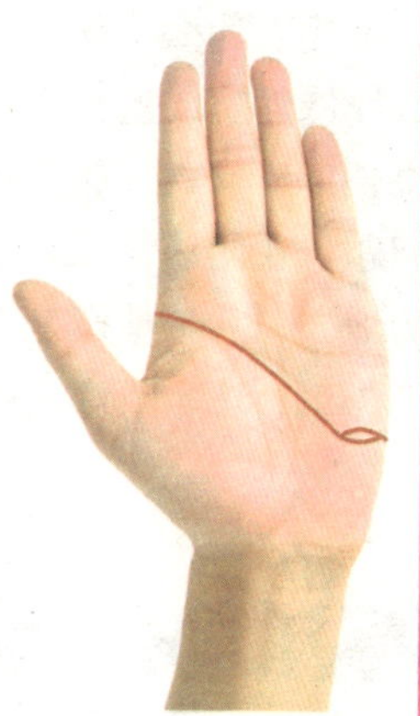

13线模糊

13线较模糊，提示易患血液方面疾病，还应预防病情恶变

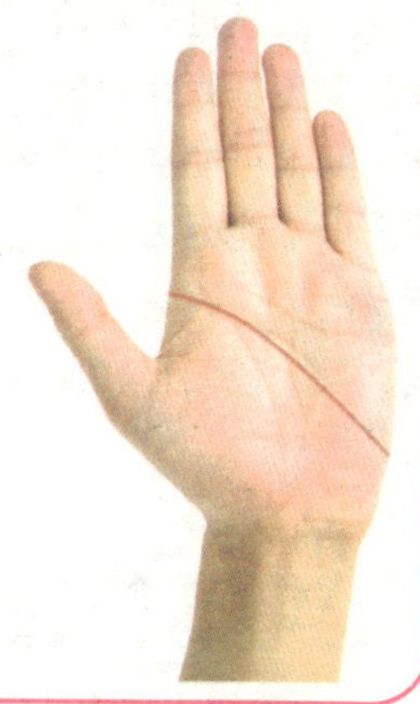

14线——通贯掌

14线是与2线起点相同的一条深粗的直达手掌尺侧的横线（多数人14线的起点与3线相交，少数人与3线分离），1线消失，3线存在。

14线又称通贯掌、猿猴纹，此线提示人体特征的遗传倾向极强，其人的体质、智力、寿命、疾病的发展状况，均与父母情况相似。

对于有通贯掌的人是聪明还是愚笨，一直存在着很大的争论。一种观点认为，有通贯掌的人智力低下，他们的依据是土著人的手上多出现这种掌纹；另一种观点认为，有通贯掌的人比较聪明，因为经过调查发现，有些总统和高级管理人员的手上也出现了这种掌纹。实际上通贯掌的出现并不能判断人的智力高低。土著人的智力低和他们的科学发展水平有关，如果把现代人和土著人置于同一发展水平的社会中，现代人的能力不一定会高于土著人。所以不能简单地通过通贯掌来判断人是否聪明。

在西方掌纹学中，对于通贯掌通常有两种观点：一种观点认为它在智力低下的家族中出现，另一种观点认为在近亲结婚的后代中出现通贯掌的人多。但经过调查研究，通贯掌一般并不代表什么特殊疾病，只是提示家族的遗传基因性很强。如果家族有什么样慢性病或遗传病，后代又有通贯掌，就很可能会患这种病。如果是健康长寿的家族，那么后代也会健康长寿，但不能因为这个原因就忽视健康问题。在同一个家族中，两个都有通贯掌的人，在某一方面会有极其相似的地方，无论他们是否认识、是否隔代，只要他们存在血缘关系，就会在形体、心理、嗜好或是疾病中有一方面是相似的。

14线主要的病理变化

1. 手掌上仅有14线和3线，提示易患腰痛、胃炎、头痛等疾病；
2. 有14线或14线呈链状，提示易头痛；

3. 出现14线的人，极易患家族遗传性疾病。

仅有14线和3线

手掌上仅有14线和3线，提示易患腰痛、胃炎、头痛等

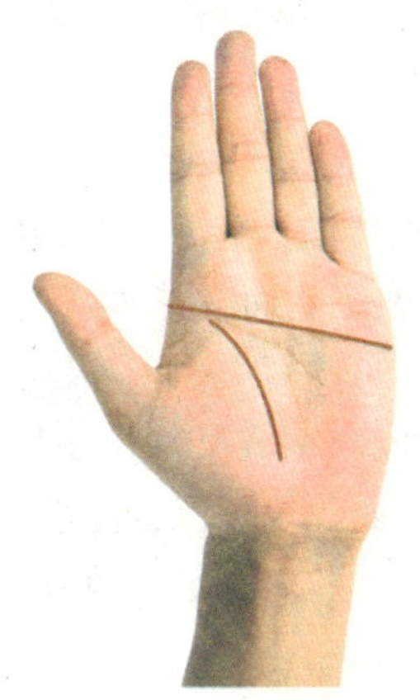

14线呈链状

有14线或14线呈链状，提示易头痛

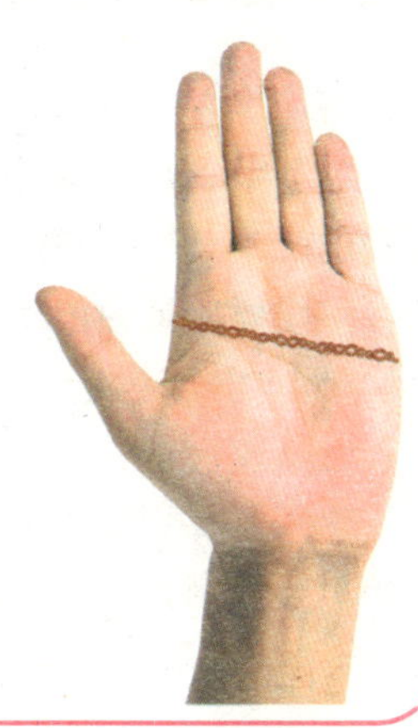

"+"字纹——提示疾病处于早期

"+"字纹是由两条短线相交成"十"字形，或一长一短的线相交成不规则的叉形（"×"样或"+"样）。在临床诊断中，出现在线、纹中央的"+"字纹要比单独出现的"+"字纹意义大，而且正"+"字纹的病理意义比斜"+"字纹要大。

"+"字纹的出现，表示某脏器功能失调或某部位发生炎症。相较于"*"字纹，"+"字纹预示的病情较轻，病程较短，而且处于疾病早期，也可能提示病情在好转，疾病即将治愈。"+"字纹出现在手掌的不同区域，有着不同的病理意义。

不同区域中"+"字纹的意义

1. 鼻咽区出现零乱的"+"字纹，提示可能患有鼻咽炎。此病在冬、春季气温变化或受凉、潮湿、劳累等因素导致身体抵抗力下降时，容易发病，要注意预防；

2. 在1线上出现零乱的"+"字纹，提示患有慢性支气管炎，此病易在寒冷季节发病或加重，要加强预防；

3. 巽位出现"+"字纹，提示患有胆囊炎，此时要注意保健，不然纹线慢慢会发展成"#"字纹，就变成慢性胆囊炎；

4. 震位出现"+"字纹，并伴有青暗色，提示患有急性胃炎或浅表性胃炎。急性胃炎发作时，要休息，不可进食，只可少量饮水，更不可暴饮暴食；

5. "+"字纹出现在2线劳宫穴处，提示心脏有问题，易出现心律不齐的症状，而且出现正"+"字纹的病理意义比斜"+"字纹大；

6. "+"字纹出现在3线始端，表示幼年时期曾患有咽喉病；

7. "+"字纹出现在3线末端，提示有体力减退的症状；

8．“+”字纹出现在乾位，表明易患前列腺炎；

9．如果“+”字纹呈深红色，表示疾病正在发生，需要小心预防；

10．如果2线上出现“+”字纹，要留意有突发性疾病发生。

鼻咽区出现“+”字纹

鼻咽区出现零乱的“+”字纹，提示患有鼻咽炎

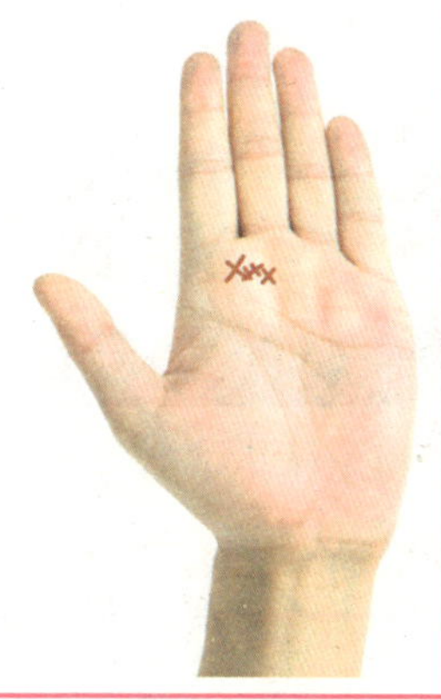

震位出现“+”字纹

震位出现“+”字纹，并伴有青暗色，提示患有急性胃炎或浅表性胃炎

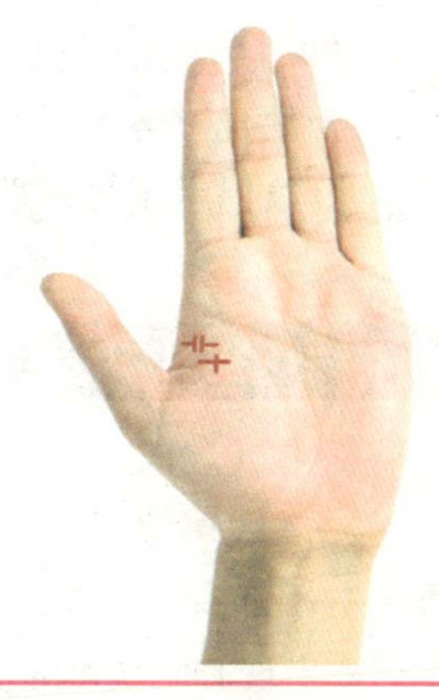

巽位出现“+”字纹

巽位出现“+”字纹，提示患有胆囊炎

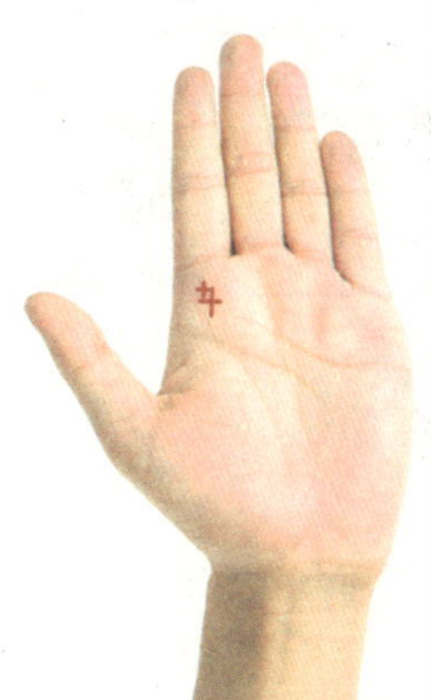

2线旁出现“+”字纹

“+”字纹出现在2线劳宫穴处，提示心脏有问题，易出现心律不齐的症状

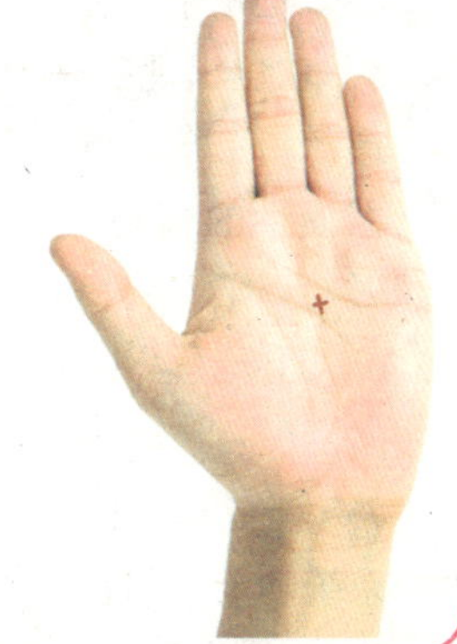

“△”形纹——提示疾病进一步发展

“△”形纹是由三条短线构成像三角形的纹。“△”形纹表明所患病情比“#”字纹轻，比“+”字纹重，有向“*”字纹发展的趋势。独立的“△”形纹比在各主要掌纹相交处形成的“△”形纹的意义大。横过主线的“△”形纹提示相关脏器功能存在问题。

不同区域中“△”形纹的意义

1. 2线尾部出现大的“△”形纹，提示易头痛；

2. 3线尾端出现“△”形纹，提示心肌缺血，要预防隐性冠心病。如果左右手都有这种纹，说明患病的时间较长；如果只右手有，说明是在中年后才出现心肌缺血的症状；

3. “△”形纹若出现在2线尾端，是冠心病的早期信号，应引起重视。出现这个纹，如果不加以预防和调理，慢慢会形成“*”字纹，这就意味着冠心病的最终形成；

4. 1线末端出现“△”形纹，提示有心脑血管疾病的隐患，且病情正在发展，是晚年易患心脑血管疾病的信号；

5. 坎位出现独立的“△”形纹，代表患有冠心病。如果“△”形纹较大，提示有心气不足，心肌缺血的症状；小而独立的“△”形纹，提示心脏有器质性的病变，如冠心病、高血压、心脏病、脑卒中后遗症及各种慢性病影响到了心脏；

6. 明堂处若出现“△”形纹，说明冠心病已经发生，而且正在向严重的方向发展；

7. 坎位上的小“△”形纹，表示幼年缺钙或老年体虚多病，同时反映生殖系统功能受损；

8. 手掌上的头区出现“△”形纹，提示患有偏头痛、后脑勺发木、手脚发麻；

9. 手掌上的心区出现“△”形纹，表示心脏病较重，心室肿大，会因供血不足而产生头昏头痛；

10. 手掌上的胃区出现大的“△”形纹，提示患有胃部疾病，要结合大鱼际和金星丘及3线来诊断具体病情。

3线尾端出现“△”形纹

3线尾端出现“△”形纹，提示患有心肌缺血，要预防隐性冠心病

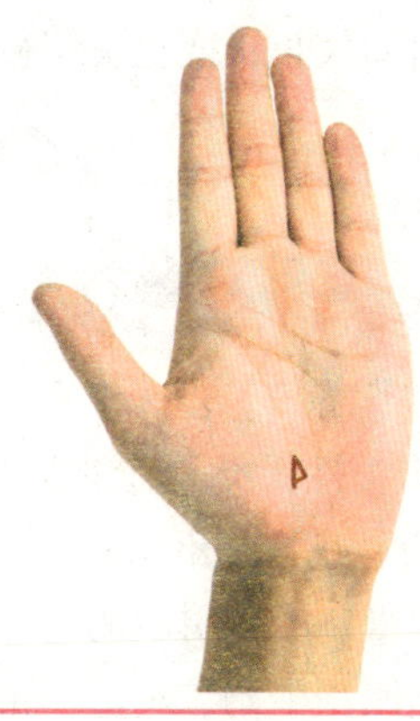

1线末端出现“△”形纹

1线末端出现“△”形纹，提示有心脑血管疾病隐患，且病情正在发展，是晚年易患心脑血管疾病的信号

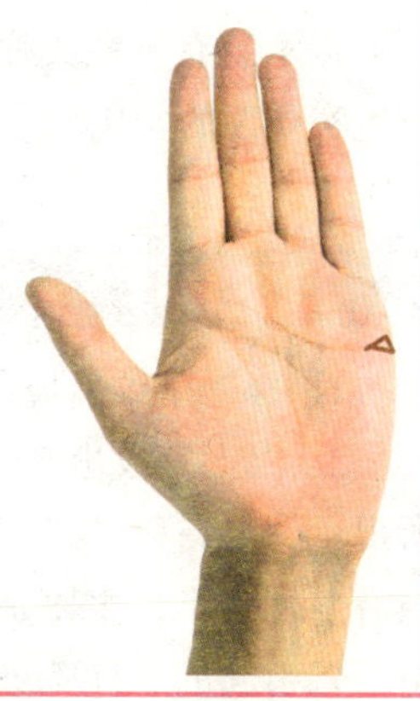

明堂处出现“△”形纹

明堂处出现“△”形纹，说明冠心病已经发生，而且病情趋于严重

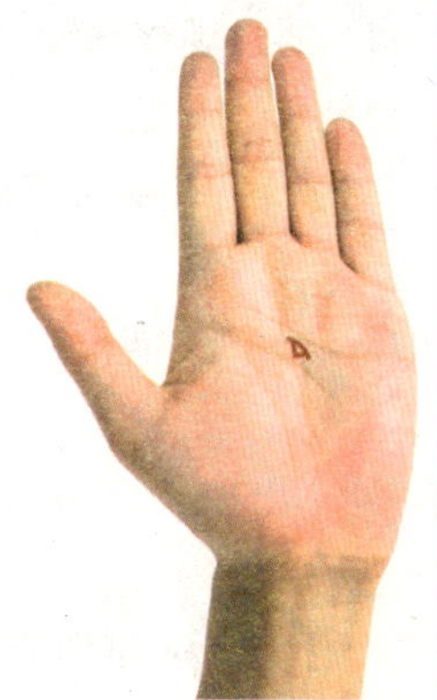

2线尾部出现大“△”形纹

2线尾部出现大“△”形纹，提示易头痛

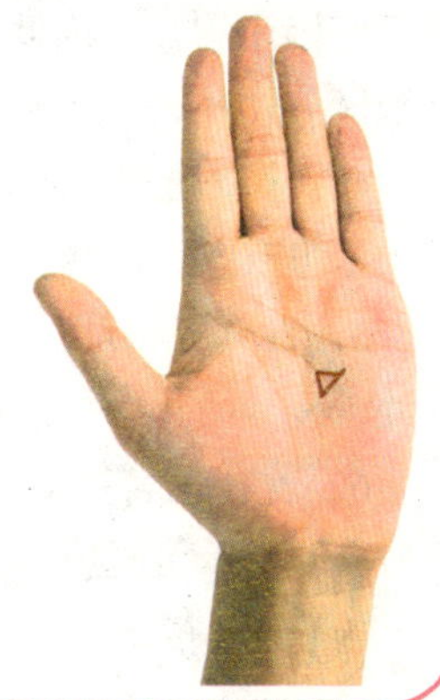

“#”字纹——提示慢性疾病已形成

“#”字纹是由四条短纹构成的像“井”字的纹线。这种纹会逐渐向“*”字纹发展，或出现“#”字纹和“*”字纹同时存在的状况。“#”字纹一般提示患有慢性炎症，它表明炎症时间较长，变化很缓慢，但病情还未发生实质性的变化。

不同区域中“#”字纹的意义

1. “#”字纹出现在巽位，提示患有胆囊炎，但无结石症状出现；

2. “#”字纹出现在震位，提示患有慢性胃炎。需注意的是，“#”字纹所提示的胃炎和“+”字纹所提示的胃炎，病情是不同的。“+”字纹多提示患有急性胃炎，主要是由化学、物理因素刺激所引起的。还有部分患者是由感冒引起的急性感染性胃炎，或者是服用牛奶、鸡蛋、鱼类等食品所引起的过敏性胃炎。而“#”字纹主要提示慢性胃炎，相对于急性胃炎来说病程要长，病情也较严重；

3. “#”字纹出现在手掌上的肠区，提示患有慢性肠炎。由于胃炎、肠炎和胆囊炎的症状相似，很多人不清楚这三种病的区别，往往把所有的病症都归因于胃病，因此而耽误了治疗时间。通过观察掌纹可以帮助患者很好地区分这些病，从而使疾病得到及时治疗；

4. 坤位出现“#”字纹，若为女性，提示患有泌尿感染；若为男性，则提示患有急性前列腺炎；

5. 在食指根部、生命线起端以上的区域出现“#”字纹，表示身体长期处于疲劳的状态，提示应该适当休息；

6. 若在无名指或小指下（掌指关节处）出现“#”字纹，同时出现红色斑点，提示可能患有肺炎或肺结核；

7. 无名指下7线处出现“#”字纹，且1线延伸到巽位，提示血压偏低；

8. 在土星丘内出现“#”字纹，提示患有阵发性头痛，并带有时间性。

巽位出现“#”字纹

巽位出现“#”字纹，提示患有胆囊炎，但无结石症状

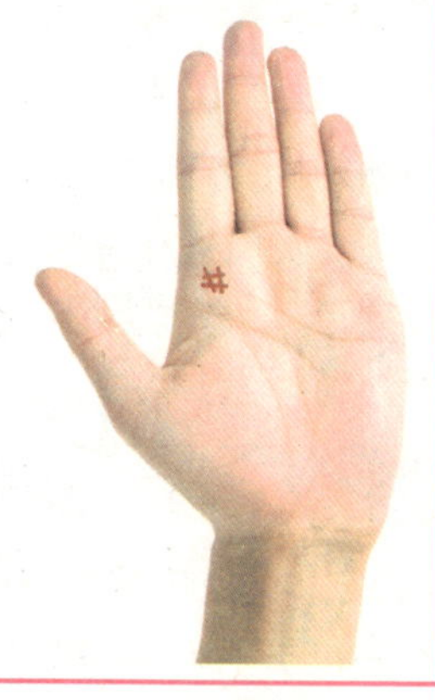

震位出现“#”字纹

“#”字纹出现在震位，提示患有慢性胃炎

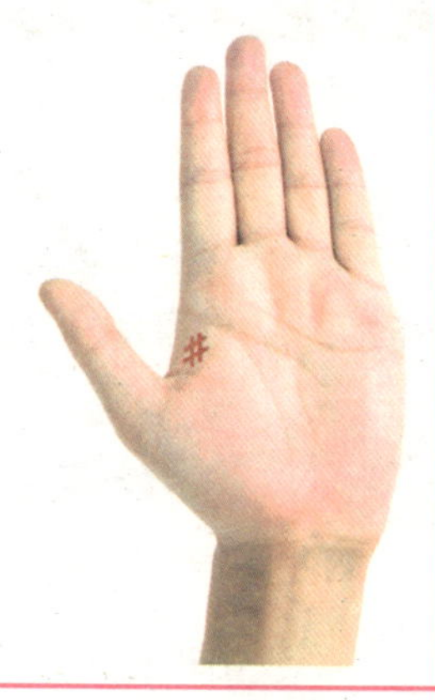

坤位出现“#”字纹

坤位出现“#”字纹，若为女性，提示患有泌尿感染；若为男性，则提示患有急性前列腺炎

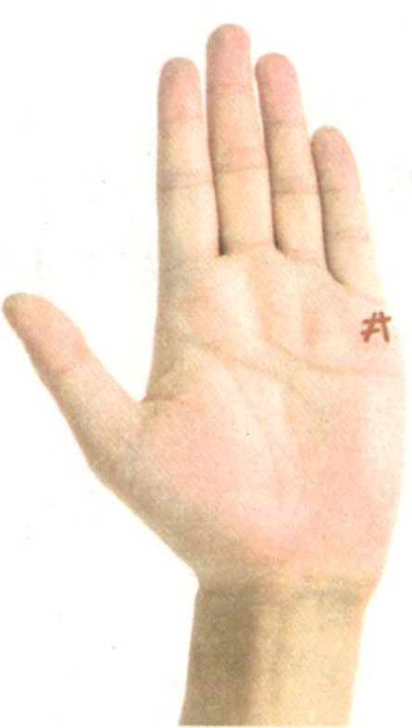

7线上出现“#”字纹

无名指下7线处出现“#”字纹，且1线延伸到巽位，提示血压偏低

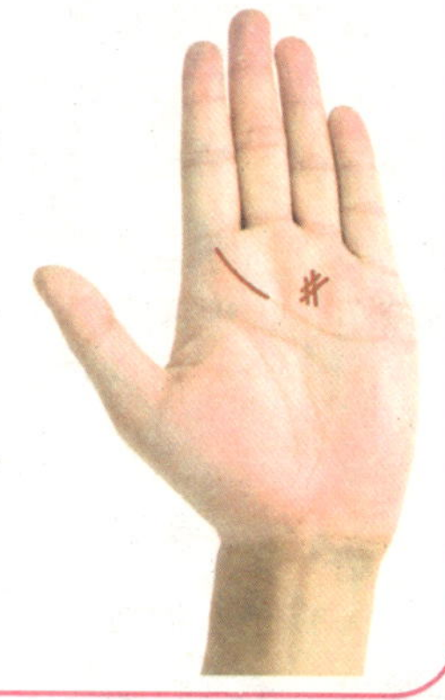

“□”形纹——提示病情稳定或曾手术

“□”形纹是由四条短线组成的长方形或正方形的纹。“□”形纹为手术、外伤等多种原因导致的各种疤痕的掌纹表现，有积极改善各区域所提示的疾病向健康良好方面发展的功能。

不同区域中“□”形纹的意义

1. “□”形纹出现在无名指下的1线上，提示可能患有肺结核。若“□”形纹出现在1线中端，表示钙化点在肺门部。出现在1线靠近中指下，表示钙化点在肺尖部。出现在近小指下，则表示钙化点在肺下部；

2. “□”形纹出现在肾区的3线上，提示曾做过肾结石手术。需要注意的是，肾结石手术后，肾区的“□”形纹应该慢慢消退，最终消失，这说明肾结石复发的可能性很小。如果“□”形纹没有消退，反而继续加深，提示肾结石很容易复发，要及早预防；

3. “□”形纹出现在中指下2线上，提示头部曾受到过较严重的创伤，如脑震荡。情况严重的会导致癫痫、神志异常、偏瘫等，轻者会出现记忆力减退、头痛、头晕等症状。如果“□”形纹浅淡，提示外伤对脑部的影响较小，纹理深刻，提示外伤对脑部的影响较大；

4. “□”形纹出现在2线尾端，提示曾做过腹部手术。如果手术后此纹一直不消失，反而变深，变清晰，则提示手术部位有粘连，一定要尽快采用外敷药化解粘连；

5. “□”形纹出现在3线尾端，多提示曾做过子宫肌瘤手术、卵巢囊肿手术、子宫内膜异位手术、宫外孕手术或其他癌症手术；

6. “□”形纹出现在巽位，提示做过胆囊手术；

7. 除肺部结核外，长时间的咳嗽、咳痰也会在1线上出现“□”形纹；

8. 3线中部出现大的“□”形纹，提示曾做过胸部手术或有胸膜粘连；

9. 1线末端中指下出现“□”形纹，提示可能有家族性食道癌，是患食道癌的信号。

1线上出现“□”形纹

“□”形纹出现在无名指下的1线上，提示可能患有肺结核

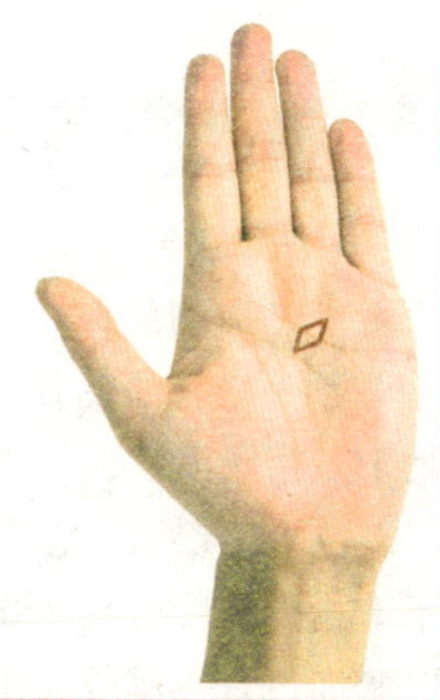

3线肾区出现“□”形纹

“□”形纹出现在3线肾区，提示曾做过肾结石手术

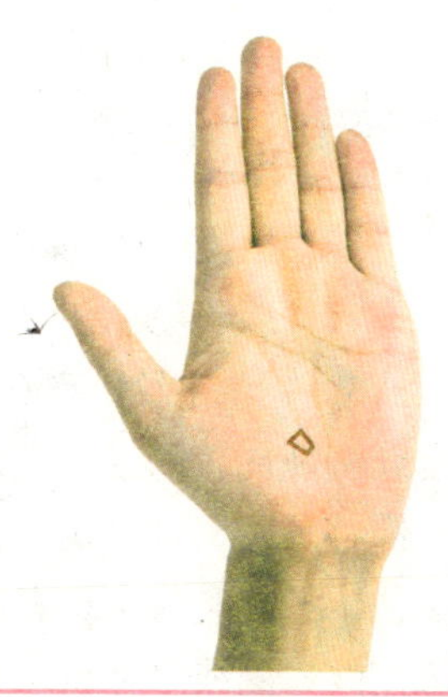

中指下2线出现“□”形纹

“□”形纹出现在中指下2线上，提示头部曾受到过较严重的创伤，如脑震荡

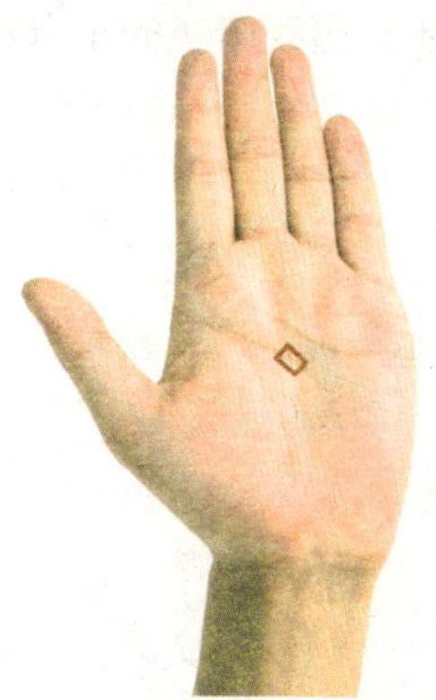

1线末端出现“□”形纹

1线末端中指下出现“□”形纹，提示可能有家族性食道癌，易患食道癌

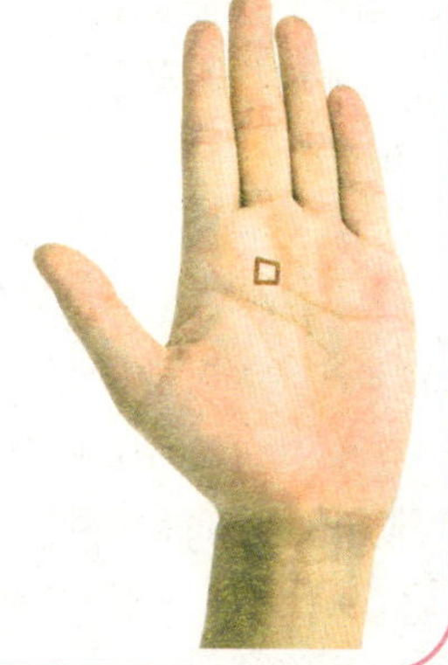

“*”字纹——提示脏器气滞血瘀

“*”字纹多由三四条短纹组成，也包括“*”字纹变形的一些纹线。手掌上出现“*”字纹，表明某脏器存在气滞血瘀的现象。

不同区域中“*”字纹的含义

1.“*”字纹出现在巽位，提示患有胆结石；

2.“*”字纹出现在离位，提示存在心肌缺血的症状；

3.“*”字纹出现在震位，提示患有胃溃疡。胃溃疡和十二指肠溃疡的掌纹特征比较相似，无论是胃溃疡还是十二指肠溃疡，十指合拢后，指间缝隙都较宽，且1线过长延伸到巽位，震位平坦松软。它们的不同之处在于，十二指肠溃疡患者的掌面长度大于掌指的长度，且3线内侧多有一条细副线，副线上有较多6线横切。而胃溃疡患者在震位会出现“*”字纹。需要说明的一点是，这两种病症的病理纹出现在左手要比出现在右手的病理意义更大；

4.“*”字纹出现在2线尾端，提示易患血管性头痛；

5.“*”字纹出现在3线肾区或坤位，提示可能患有肾结石。肾结石的掌纹除了上面提到的特征之外，此处还常出现暗灰的小点或高低不平的小脂肪颗粒集聚的征象。少纹掌的人也不能忽视肾结石的发生，此病的发病率很高；

6.“*”字纹出现在3线内侧，提示易患心绞痛；

7.“*”字纹出现在拇指根部，提示可能患有颈椎增生，而且如果患有此病，手掌拇指根部会变得僵硬，有条锁状的隆起物，还有青筋浮起；

8.坎位上出现“*”字纹，离位上和3线末端同时有“*”字纹，提示要防止心绞痛和猝死的发生；

9.火星平原上半部，即心区，出现“*”字纹，提示可能患有急性心

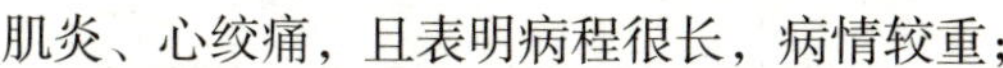

肌炎、心绞痛，且表明病程很长，病情较重；

10. 木星丘内出现“*”字纹，提示易患脑膜炎。

离位出现“*”字纹

“*”字纹出现在离位，提示存在心肌缺血的症状

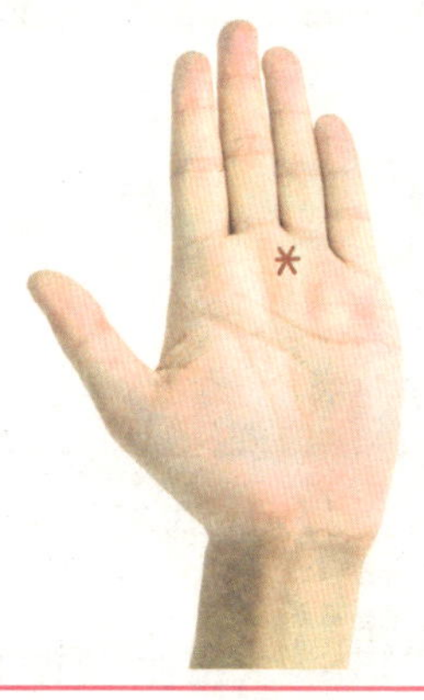

震位出现“*”字纹

“*”字纹出现在震位，提示患有胃溃疡

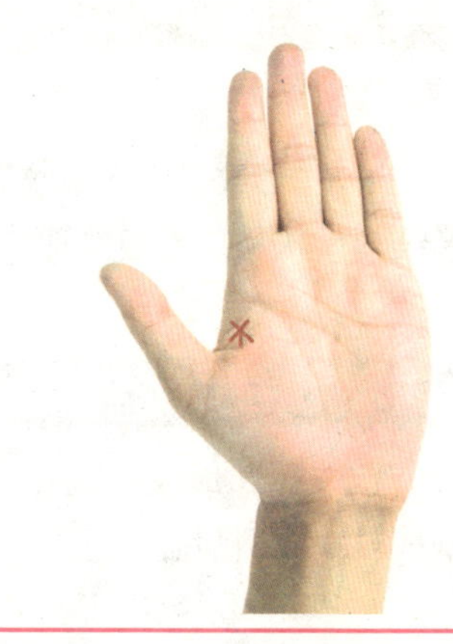

巽位出现“*”字纹

“*”字纹出现在巽位，提示患有胆结石

2 线尾端出现“*”字纹

“*”字纹出现在2线尾端，提示易患血管性头痛

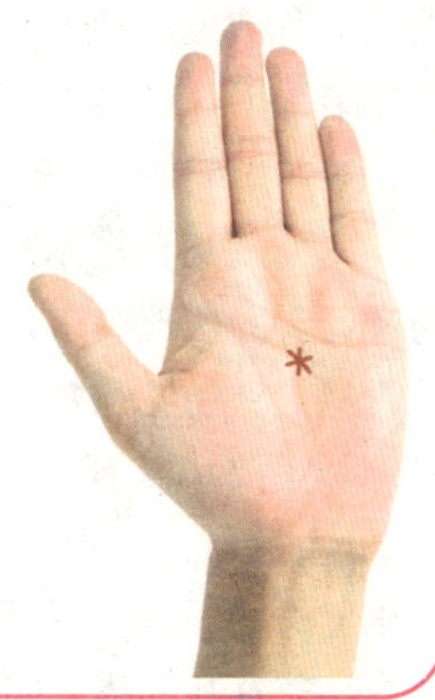

"☆"形纹——提示突发性疾病先兆

"☆"形纹是由多条纹线交叉组成五角星形状，这种纹比较少见。"☆"形纹多反映易患心脑血管的突发病。

不同区域中"☆"形纹的意义

1. "☆"形纹出现在3线或2线上，提示易患突发性疾病，如癫狂、脑伤或缺血型脑血管意外病变；

2. "☆"形纹出现在离位，提示心脏本身发生了器质性的病变；

3. "☆"形纹出现在2线尾端，提示应预防心血管意外引起的脑卒中。脑卒中在突发前会有先兆症状，高血压或心脏病患者，只要在太阳穴处看到严重弯弯曲曲的静脉怒张，就表明要发生脑卒中，也可能引起偏瘫。脑卒中的诊断不仅要观察掌纹的变化特点，还要观察掌色。患者的手掌多呈点状红色或紫红色，大小鱼际会出现暗红色斑点，拇指根部纹线增多，色泽青暗，手部肌肉松软，按压凹陷无弹性，这些都是脑卒中的表征；

4. 在离位、2线尾端、3线尾端出现"☆☆☆"(或是"***")，即三星呼应的现象，提示有脑卒中、猝死的可能。三星呼应是反映心脑血管疾病最重要的病理纹，如果发现老年人的手上有这样的病理纹，要高度警惕，及时检查，防止疾病的突然发生。需要提醒的是，如果家族中有脑卒中病史，一定要从以下三个方面观察掌纹的变化：一看血压纹，若血压纹穿过1线，并在线的两侧都有脂肪丘隆起，3线的弧度大于中指中线弧度，提示血压已开始升高。二看各脂肪丘的隆起，特别是大小鱼际和巽位、离位、坤位，若这几处隆起明显，提示已患有高血脂。三看离位、2线尾端、3线尾端是否有"*"字纹或"☆"形纹。如果出现这三个方面中的任意一个，都有突发脑卒中的可能；

5. 手掌所对应的头区出现“☆”形纹，表明脑部有炎症或脑萎缩。

3线上出现“☆”形纹

“☆”形纹出现在3线上，提示易患突发性疾病

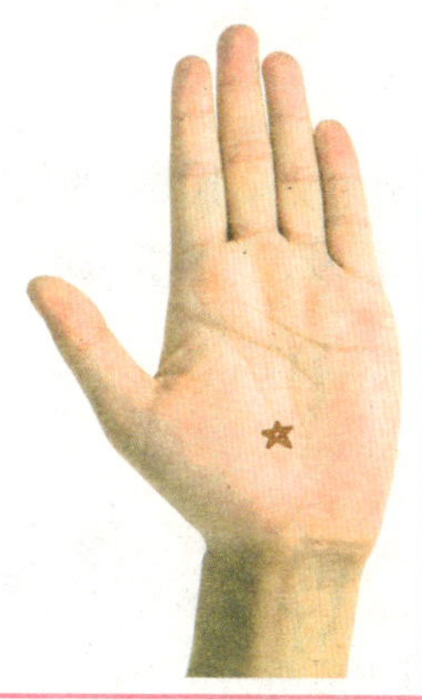

离位出现“☆”形纹

“☆”形纹出现在离位，提示心脏本身发生了器质性的病变

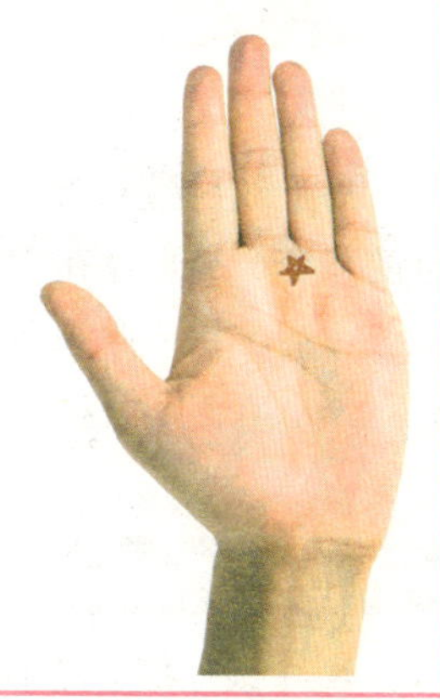

2线尾端出现“☆”形纹

“☆”形纹出现在2线尾端，提示要预防心血管意外引起的脑卒中

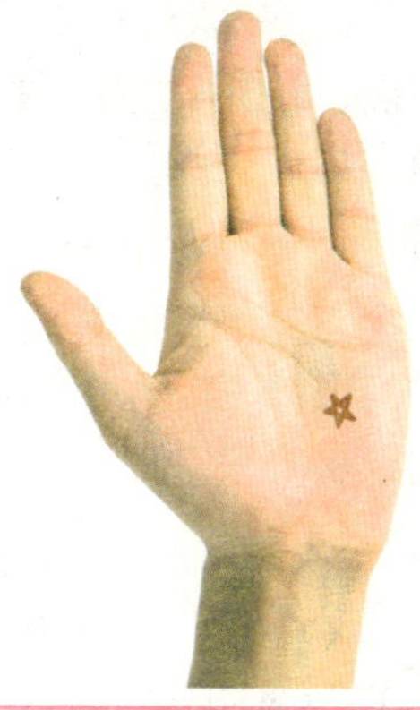

三星呼应

在离位、2线尾端和3线尾端出现“☆☆☆”，即三星呼应的现象，提示有脑卒中、猝死的可能

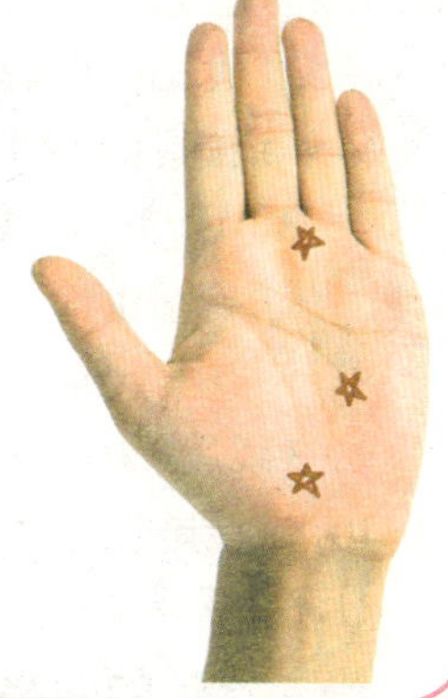

岛形纹——提示脏器出现肿瘤、囊肿

岛形纹的纹形像一个小岛，其范围有大有小，有的独立，有的连续，有的相套。岛形纹在主线上多为恶疾的信号，提示相应脏器功能障碍，可能有炎症肿块或肿瘤向恶性转化。而且岛形纹越小越有意义，过大的岛形纹只预示所在区域对应的脏器较虚弱。

不同区域中岛形纹的意义

1. 1线始端有岛形纹，提示患有耳鸣或听力下降；

2. 1线在无名指下有小岛形纹，提示眼睛有屈光不正的症状；

3. 2线始端出现小的岛形纹，提示有眩晕的症状；

4. 2线尾端有较大的岛形纹，提示易患脱发；

5. 仅4线上出现岛形纹，提示患有肝囊肿（过度疲劳所致）。如果同时再伴有13线、12线、9线和过长的6线，且肝区纹线紊乱或胃区僵硬伴有“*”字纹时，所代表的疾病就可能是肝癌、胃癌、肝损害、萎缩性胃炎等等；

6. 5线始端出现小岛形纹，提示患有痔疮；

7. 无名指下，1线与2线之间，即乳腺区，若出现叶状岛形纹，提示可能患有乳腺增生；

8. 3线尾端子宫区，在线外有小的岛形纹，提示患有卵巢囊肿；

9. 3线尾端生殖区出现岛形纹，提示患有子宫肌瘤；

10. 3线尾端前列腺区有岛形纹，提示患有前列腺肥大症；

11. 左手掌2线上有岛形纹，右手掌2线上有双菱形纹（恶性病变符号），提示左右心房心室有严重病变，可能没有明显的症状，但易引发心脏病造成猝死；

12. 坎位上出现小岛形纹，提示患有生殖系统肿瘤。女性可有子宫肌瘤、输卵管炎症、卵巢囊肿；男性可有前列腺肥大、增生、肿瘤；

13．火星平原上半部出现岛形纹，表示可能有遗传性心脏病，而且患有动脉硬化；

14．2线中部有岛形纹，提示患有眩晕症或梅尼埃病。

1线上出现岛形纹

无名指下的1线上有小的岛形纹，提示眼睛有屈光不正的症状

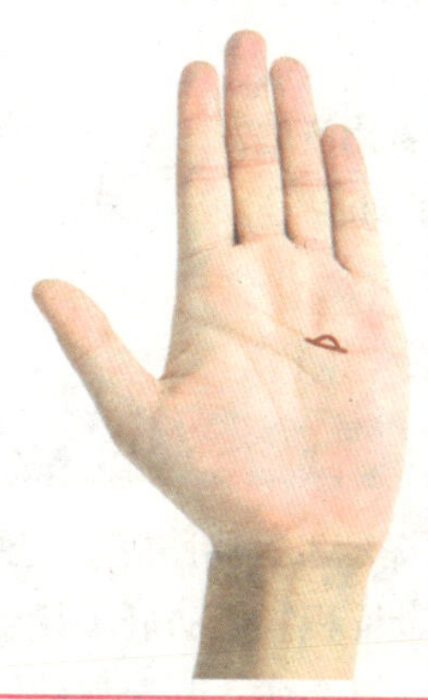

2线始端出现岛形纹

2线始端出现小的岛形纹，提示有眩晕的症状

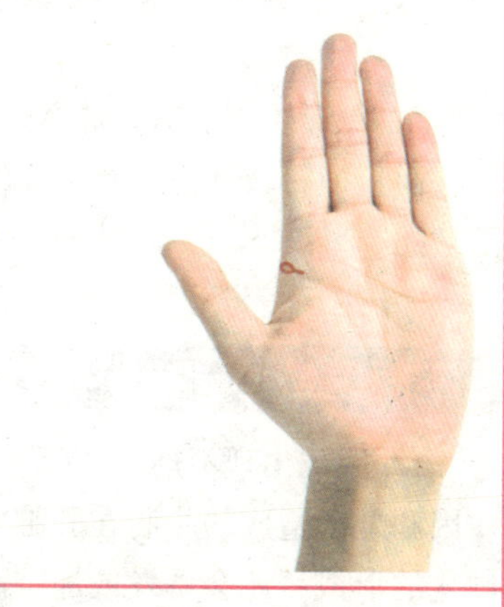

坎位出现岛形纹

坎位上出现小的岛形纹，提示患有生殖系统肿瘤

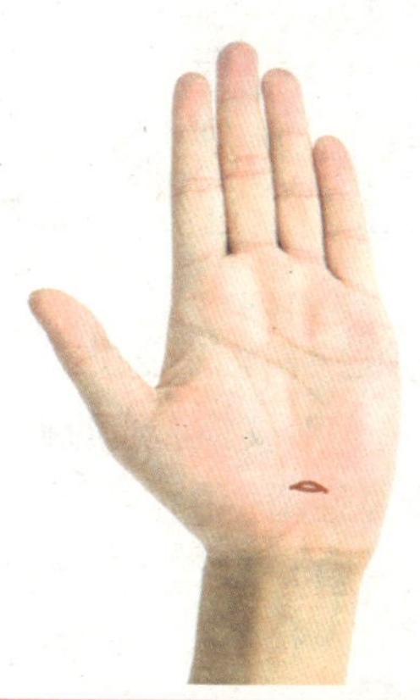

1线始端出现岛形纹

1线始端有岛形纹，提示患有耳鸣或中耳炎，听力下降

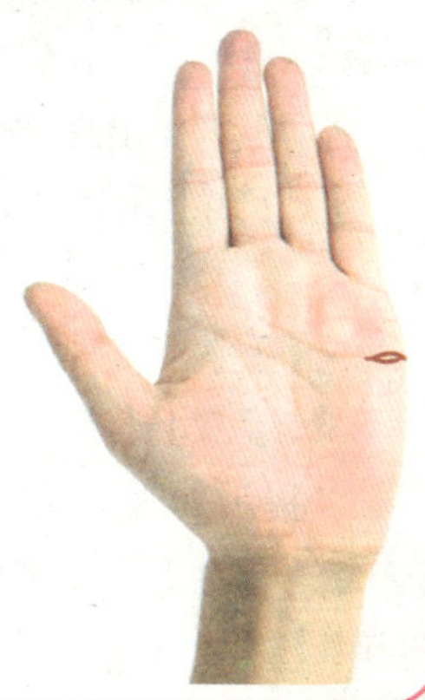

“○”形纹——提示软物撞伤

“○”形纹就像圆环，而且环心大多有杂纹，需要从总体观察才能发现。“○”形纹与外伤有关，受过较重外伤后一般都会在掌上留下“○”形纹。

“○”形纹在手掌上是很少见的，若出现这种纹，提示曾受到过软物撞击，而且撞得较严重，有反弹的力量。如果是硬物撞击，在手掌上就会留下“□”形纹。

不同区域中“○”形纹的意义

1. 巽位出现不规则“○”形纹，提示患有脂肪肝。这种病是因为各种内因和外因造成的脂肪在肝脏中的过量堆积。脂肪肝不仅会促进动脉粥样硬化的形成，还会诱发或加重高血压、冠心病，甚至导致肝硬化、肝功能衰竭、肝癌，所以一旦发现此病，应积极防治；

2. 如果1线中部被“○”形纹盖住，提示可能患有肺病。中医认为肺病是由于外邪侵袭，或痰饮内聚，或肺气、肺阴不足所引起的，也可能是因为其他脏腑、经脉的病症迁延所导致，包括肺炎、肺结核、肺气肿等疾病；

3. 手掌上出现“○”形纹，且2线平直断裂，提示可能患有肿瘤；

4. 2线上出现“○”形纹，提示头部曾受过伤，与软物较重的撞击有关；

5. 手掌上出现“○”形纹，提示可能会有旧病复发或反复性疾病发生；

6. 手掌上若出现包绕着某一部位的，由纹路形成的头尾不相交的半边环形，提示其所出现区域的对应脏腑有炎性增生；

7. 有时手掌上“○”形纹的出现，也可提示泌尿系统病变和疾病发展初起；

8. 在胃切除术后，胃二区若有环形纹，将会被方格纹框起来，且胃二区有条状凸起的光滑疤痕。

巽位出现“○”形纹

巽位出现不规则“○”形纹，提示患有脂肪肝

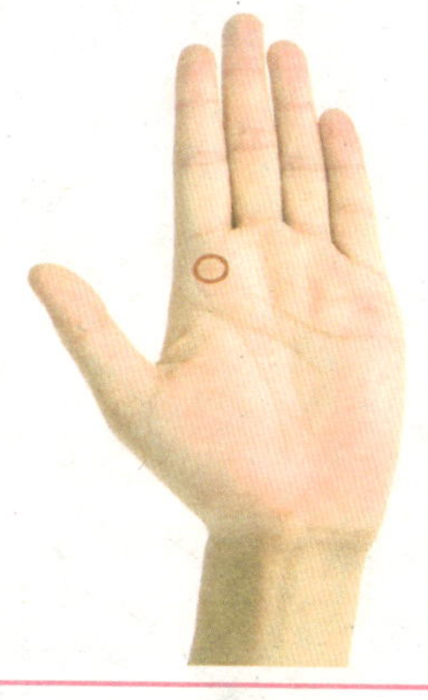

1线中部出现“○”形纹

1线中部被“○”形纹盖住，提示可能患有肺病

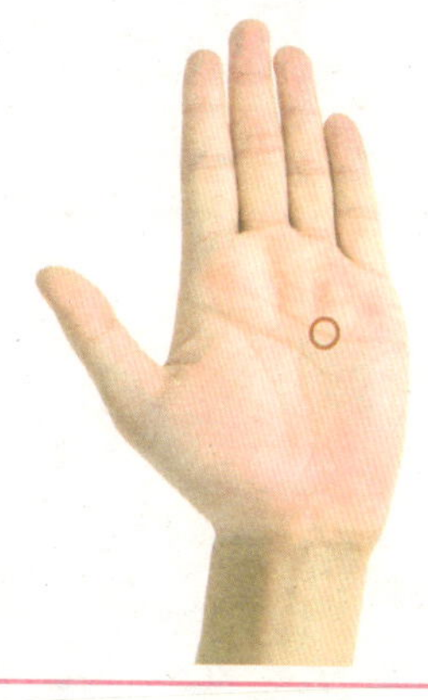

“○”形纹伴有2线断裂

手掌上出现“○”形纹，且2线平直断裂，提示可能患有肿瘤

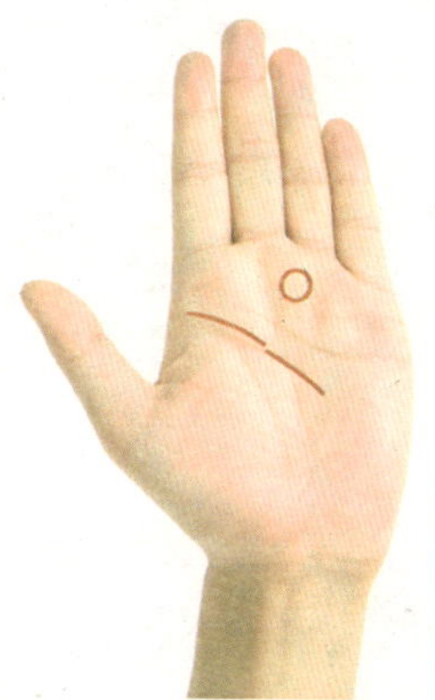

2线上出现“○”形纹

2线上出现“○”形纹，提示头部曾受过伤，与较重的软物撞击有关

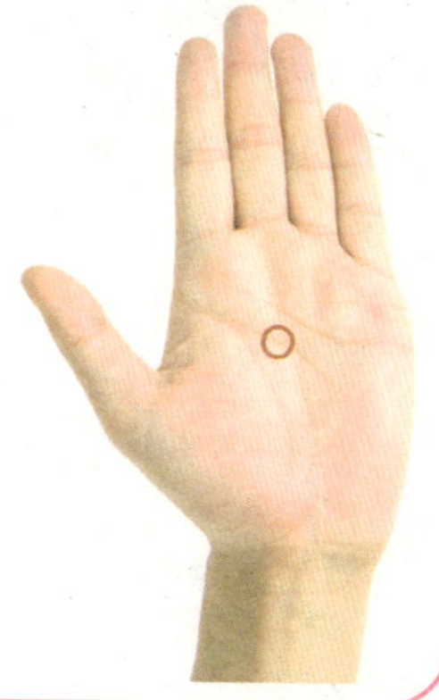

第六章

常见病望诊

●常见病望诊不仅能诊察出面部本身的病变，还能了解正气的盛衰及邪气的深浅，推测病情的进退顺逆。如果我们了解了面部与对应脏腑部位的关系，通过诊察面部，探知与其相关脏腑的疾病，及时采取恰当的治疗措施，便能未病先防，重获健康美好的生活。

感 冒

病症介绍

流行性感冒是流感病毒引起的急性呼吸道感染，也是一种传染性强、传播速度快的疾病。它主要通过空气中的飞沫、人与人之间的接触或与被污染物品的接触等形式传播。

症状

病情较轻时**干咳**、流鼻涕；病情较重时呼吸困难、胸闷或咳嗽。舌苔薄黄，质腻，舌尖微红，是**风热感冒**的明显症候。

病因

流行性感冒是由流感病毒引起的急性呼吸道传染病，流感病毒有甲、乙、丙三型。感冒发生的主要原因是体虚，抗病能力减弱等，再加上气候剧变，人体的卫外功能不能适应外界环境变化，邪气乘虚由皮毛、口鼻而入，导致感冒。

穴位疗法

穴位疗法：按摩飞扬穴，可有效缓解流鼻涕、鼻塞等症状。

综合调理

1. 禁吃咸食；食用咸食后易使致病部位黏膜收缩，加重鼻塞、咽喉不适等症状，而且过咸的食物容易生痰，刺激局部引起咳嗽加剧。

2. 禁食甜、腻食物：甜味能助湿，油腻食物不易消化，故感冒患者应忌食各类糖果、饮料、肥肉等。

3. 禁食辛热食物：辛热食物易伤气灼津，助火生痰，使痰不易咳出，故感冒患者不宜食用。

名词解释

干咳

指咳嗽无痰，或痰极少，不易排出的表现。

风热感冒

是由于风热之邪犯表、肺气失和造成的感冒。

感冒的诊病方法

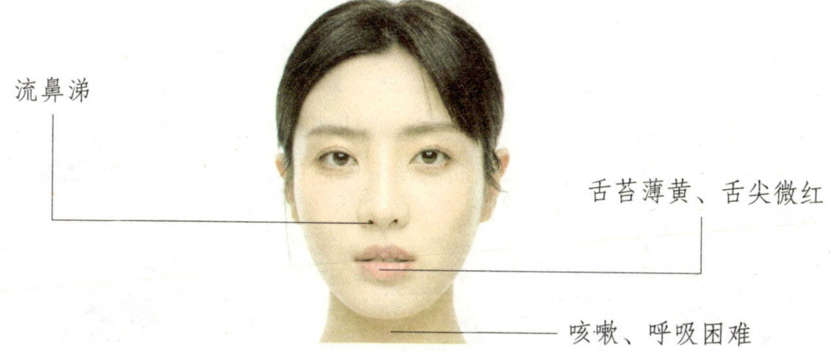

对症按摩

取穴技巧： 正坐垂足，稍稍将膝盖向内倾斜，一手食指中指并拢，其他手指弯曲，以食指中指指腹顺着跟腱外侧的骨头向上摸，小腿肌肉的边缘，承山穴外下方一寸即是飞扬穴

按摩疗法： 飞扬穴具有清热安神、舒筋活络的功效。按摩此穴，可以治疗流鼻涕、鼻塞。

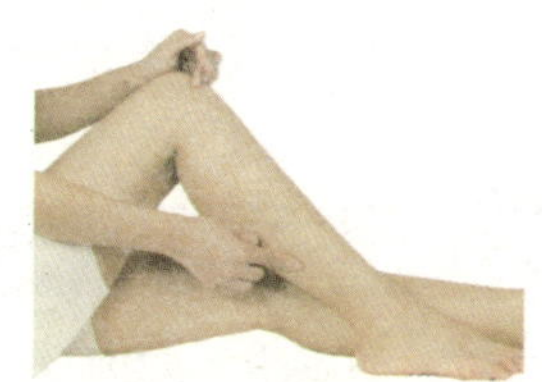

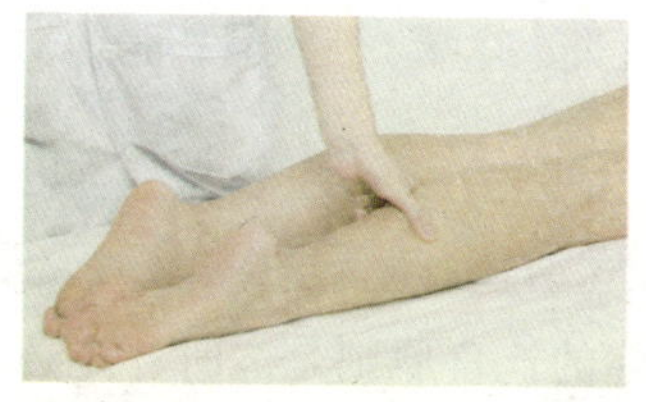

慢性支气管炎

病症介绍

慢性支气管炎是气管、支气管黏膜及周围组织的慢性非特异性炎症，机体免疫力低下及**植物神经**功能失调对慢性支气管炎的形成和发展具有密切的关系。

症状

鼻尖、双侧颧骨处均有红血丝，或耳部肺区有毛细血管扩张现象。虹膜的一部分及整个球结膜被脂肪物覆盖，色黄，多见于老年慢性支气管炎患者。

病因

慢性支气管炎的病因尚不明了，近年来研究认为，有关致病因素如下：

（1）大气污染：如氯、氧化氮、二氧化硫等，对支气管黏膜有刺激作用。

（2）吸烟：吸烟为慢性支气管炎最主要的发病因素。

（3）感染：呼吸道感染是慢性支气管炎发病的另一个重要因素。

穴位疗法

穴位疗法：按摩肩中俞穴，可解表宣肺，能够治疗许多呼吸系统疾病，如支气管炎、哮喘、支气管扩张等，对视力减退、肩背酸疼也有很好的疗效。

综合调理

此症的饮食原则是适时补充必要的蛋白质，如鸡蛋、瘦肉、牛奶、动物肝、鱼类、豆制品等。寒冷季节应补充一些含热量高的肉类食品以增强御寒能力，也应经常进食新鲜蔬菜瓜果，以确保机体对维生素 C 的需要。

名词解释

植物神经

也叫自主神经，因其不受人的意志支配而得名。它包括脊神经和内脏神经，脊神经由脊髓发出，分布于躯干、四肢，司理运动与感觉。内脏神经由脑和脊髓发出，分布在内脏，控制与协调内脏、血管、腺体等功能。

慢性支气管炎的诊病方法

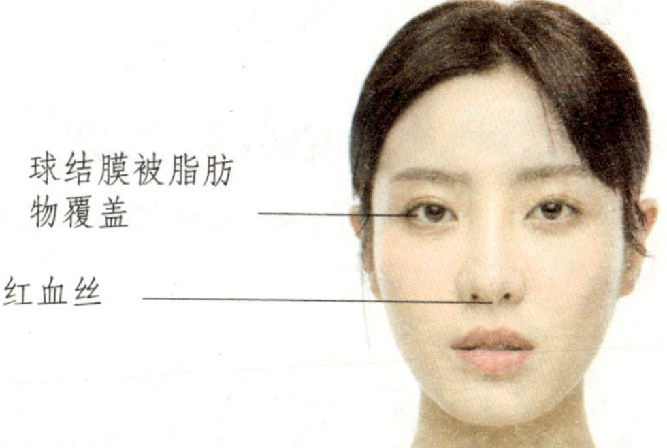

对症按摩

取穴技巧：双手手心向颜面，沿脖颈处伸向背部，小指挨着颈项，中指指腹所在的位置，即第 7 颈椎棘突下旁开 2 寸处就是肩中俞穴。

按摩疗法：按摩肩中俞穴，可解表宣肺，能够治疗多种呼吸系统疾病，如支气管炎、哮喘、支气管扩张等，对视力减退、肩背酸疼也有很好的疗效。

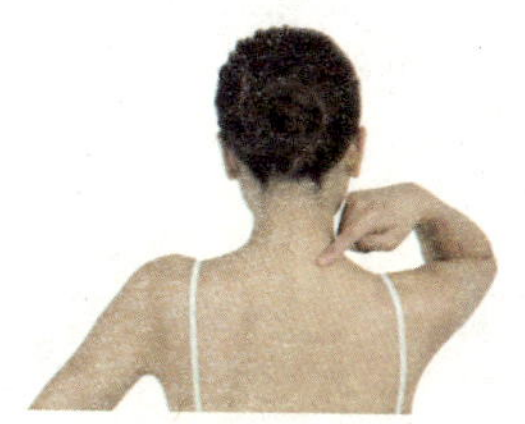

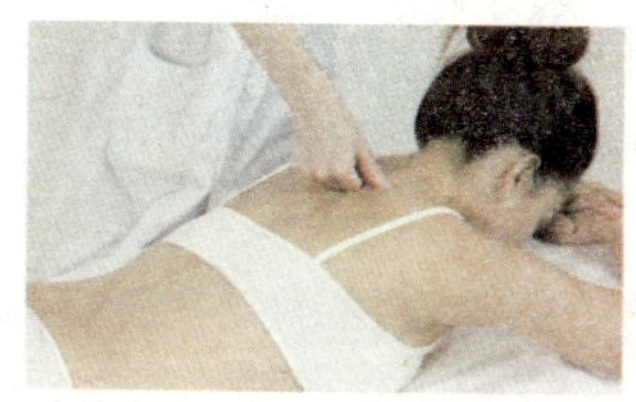

肺　炎

病症介绍

肺炎是肺炎链球菌、葡萄球菌等细菌引起的急性炎症。临床上以突发寒战、高热、胸痛、咳嗽为特点。以 20 ~ 40 岁的青壮年和小儿患病较多，冬春季发病率较高。

症状

体温通常在数小时内升至 39 ~ 40℃，患侧胸痛，可放射至肩部或腹部，咳嗽或深呼吸时加剧；痰少，可带血或呈铁锈色，偶有恶心、腹痛或腹泻，易被误诊为**急腹症**。

病因

机体免疫功能正常时，肺炎链球菌是寄居在口腔及鼻咽部的一种正常菌群，其带菌率常随年龄、季节及免疫状态的变化而有差异。当患者因受凉、淋雨、疲劳、醉酒、病毒感染等导致机体免疫功能受损时，有毒性的肺炎链球菌入侵人体而致病。

穴位疗法

穴位疗法：按摩大包穴，主治全身疲乏，四肢无力，对肺炎、气喘、胸膜炎等症有很好的保健调理作用。

综合调理

肺炎患者应补充充足的营养，特别是热量和优质蛋白质，以弥补机体的消耗。酸碱失衡是肺炎的常见症状，应多吃新鲜蔬菜或水果，以补充矿物质，有助于纠正水、**电解质**紊乱。还可食用含铁丰富的食物，如动物内脏、蛋黄等；含铜丰富的食物，如动物肝、芝麻酱等；以及虾皮、奶制品等高钙食物。

名词解释

急腹症

是腹部急性疾患的总称，如急性阑尾炎、溃疡病急性穿孔等。

电解质

是本身具有离子导电性或在一定条件下能够呈现离子导电性的物质。

肺炎的诊病方法

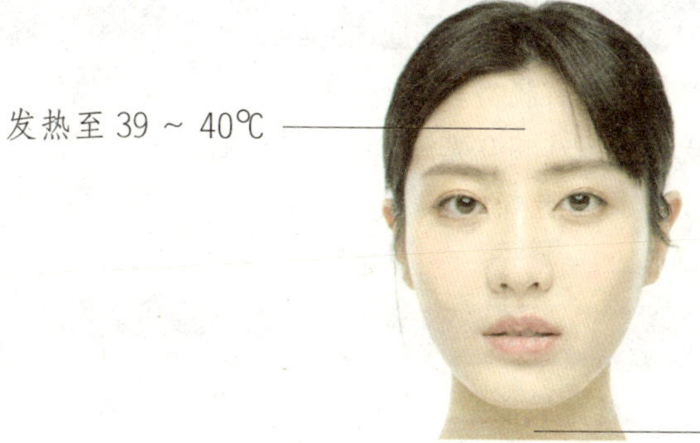

对症按摩

取穴技巧：正坐或仰卧，右手五指并拢，指尖朝上，将中指指尖放于左腋窝下中线处，则手腕横线外缘所对的位置即是大包穴。

按摩疗法：大包穴，主治全身疲乏，四肢无力，对肺炎、气喘、胸膜炎、胸肋痛等，都有很好的保健调理作用

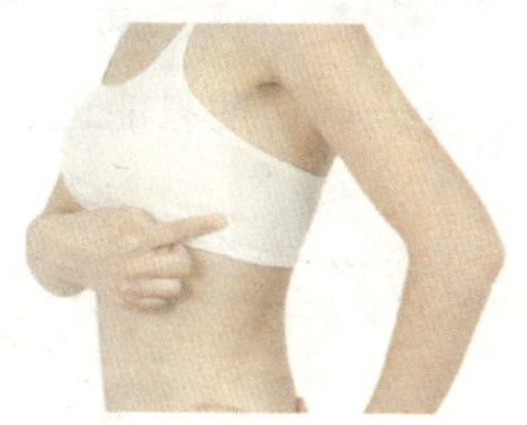

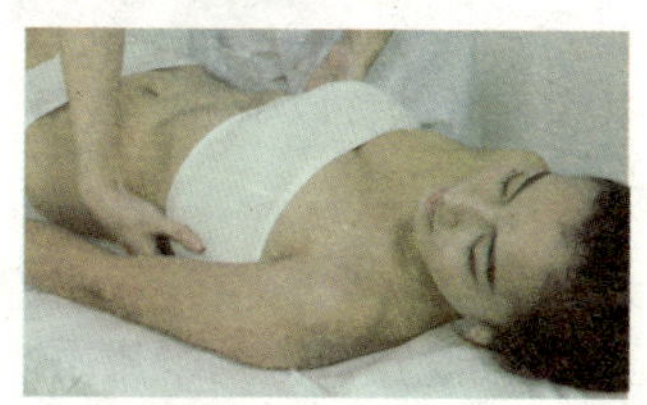

肠　炎

病症介绍

肠炎按病程长短不同，分为急性和慢性两类。肠炎极为普遍，发病率和死亡率发展中国家较发达国家高，特别是儿童。根据世界卫生组织统计，仅在亚、非、拉地区，每年就要夺去约 460 万婴幼儿的生命。

症状

双鼻孔周边发红者，提示正患有肠炎。鼻尖突然发青，多为腹痛发作。耳部大、小肠穴区有点片状充血，红润有光泽，提示急性腹泻。一般恶心、呕吐、腹痛、腹泻是主要表现。严重者有发热、**脱水**、酸中毒、休克等症状。

病因

细菌性肠炎的致病菌以痢疾杆菌最常见，其次为空肠弯曲菌和沙门氏菌。

穴位疗法

穴位疗法：按摩大横穴，主治大肠疾病，尤其对习惯性便秘、腹胀、腹泻等症，有很好的调理功效。还可治疗各种急慢性肠炎。

综合调理

1．痢疾患者饮食以少油、少纤维质为主。在发病初期只能进食清淡流食来解渴。

2．排便次数减少后，可喝些肉汤、牛奶、豆浆、蛋花汤汁等流质饮食，以后可逐渐吃点清淡的半流质饮食。

3. 腹泻如完全停止，就可进食蛋羹、鱼片、碎嫩瘦肉、菜泥等软食品，而且每餐食物的总量也不宜过多，以利消化。

名词解释

脱水

又称失水，实际是指体液的丢失，是造成新陈代谢障碍的一种症状。

流质

医疗上指食物是属于液态的，亦指液体的食物。

肠炎的诊病方法

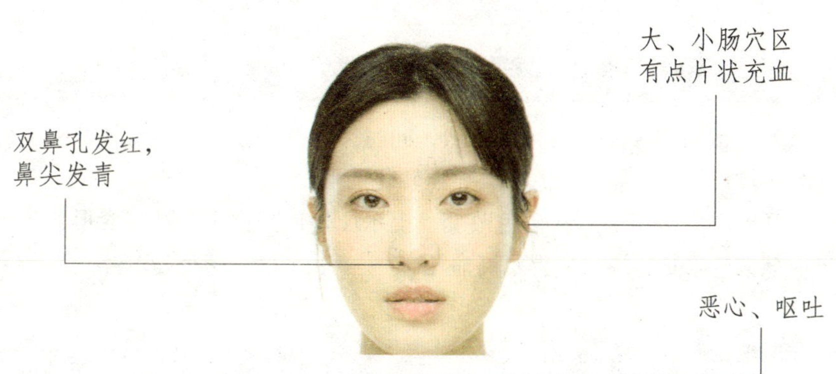

对症按摩

取穴技巧：正坐或仰卧，右手五指并拢，手指朝下，将拇指放于肚脐处，则小指边缘与肚脐所对的位置就是大横穴。再依此法找出左边穴位。

按摩疗法：大横穴主治大肠疾病，尤其对习惯性便秘、腹胀、腹泻、小腹寒痛、肠寄生虫等症，有很好的调理功效。可治疗各种急慢性肠炎。

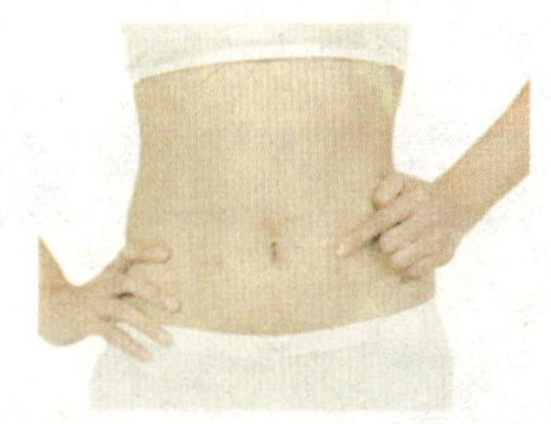

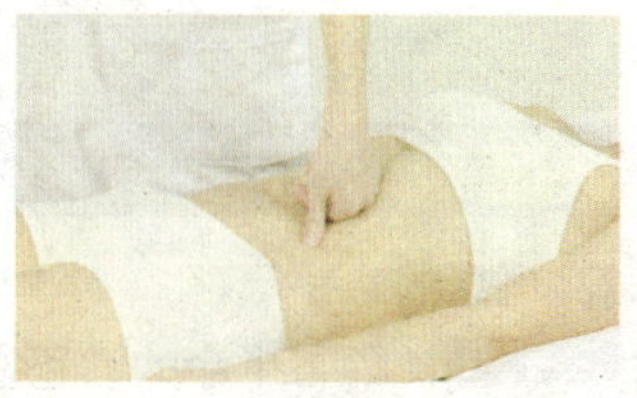

高血压

病症介绍

高血压（Hypertension）是一种常见疾病，患病率高达10%～20%，并可导致脑血管、心脏、肾脏的病变，是危害人类健康的主要疾病。

症状

若经常感到头痛，而且很剧烈，同时又伴有恶心作呕，双耳耳鸣，持续时间较长，就可能是向恶性高血压转化的信号。

耳部心穴区呈圆点状白色改变，提示原发性高血压。虹膜变形，边缘出现金银色半月环浸润，提示高血压。

病因

高血压的病因尚未十分明确。一般认为高级神经中枢功能障碍在发病中占据主导地位，体液、内分泌因素、肾脏等也参与发病过程。现代医学研究表明，高血压的病因与高血压家族史、紧张、焦虑、缺少体力劳动、摄入盐分过多、肥胖、**高胆固醇**、吸烟有关。

穴位疗法

穴位疗法：按摩阴陵泉穴能清脾泻热，有利于降低血压。

综合调理

远离高血压的八字箴言：

低盐——盐，危害生命的“秘密杀手”。

减肥——体重减少 1 千克，血压下降 1 毫米汞柱。

减压——保持心情愉快每一天。

限酒——酒精是血压升高的助推剂。

名词解释

胆固醇

又称胆甾醇。一种环戊烷多氢菲的衍生物。广泛存在于动物体内，尤以脑及神经组织中最为丰富，在肾、脾、皮肤、肝和胆汁中含量也高。其溶解性与脂肪类似，不溶于水，易溶于乙醚、氯仿等溶剂。

高血压的诊病方法

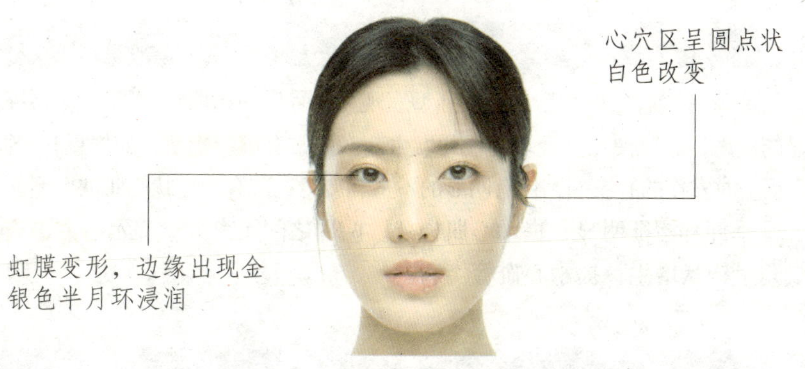

对症按摩

取穴技巧：正坐，将一脚跷起，置放于另一腿膝上。另一侧手轻握膝下处，拇指指尖所在的膝下内侧凹陷处就是阴陵泉穴。

按摩疗法：阴陵泉穴属足少阴脾经，为脾经经气聚集之穴，五行属水，与肾和膀胱关系密切，能清脾泻热，宣泄水液，化湿通阳，因此对通利小便有特效，并有利于降低血压。

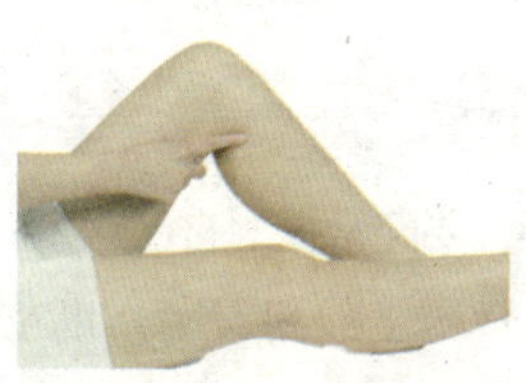

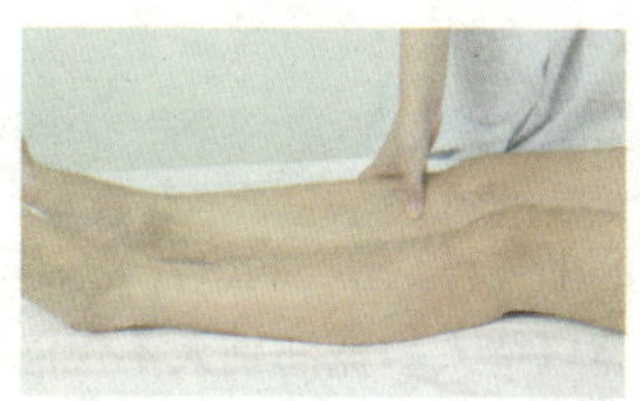

冠心病

病症介绍

冠心病是冠状动脉粥样硬化性心脏病的简称，是因冠状动脉狭窄导致心肌缺血、缺氧而引起的心脏病。为冠状动脉硬化导致器官病变的最常见类型。

症状

冠心病一般有三种类型。心绞痛型表现为胸骨后的压榨感、闷胀感，伴随明显的焦虑；心肌梗死型表现为梗死发生前一周常有**前驱症状**，如静息和轻微体力活动时发作的心绞痛，伴有明显的不适和疲惫；还有无症状心肌缺血型。

耳垂部耳褶征明显，提示心肌梗死。两眉之间距离大，提示**心脏杂音**。外眦角呈钩状增生，提示心血管疾病。

病因

因冠状动脉狭窄、供血不足而引起的心肌机能障碍和（或）器质性病变，故称缺血性心肌病。

穴位疗法

穴位疗法：按摩极泉穴，可治疗各种心脏病，以及心胁满痛。

综合调理

1. 心平气和。冠心病患者最忌脾气急躁，要经常提醒自己遇事心平气和。

2. 宽以待人。宽恕别人不仅能给自己带来平静和安宁，也益于疾病的康复。

3．心胸开阔。冠心病患者对金钱、地位以及对自己的疾病都要坦然、淡化。

4．坚持锻炼。通过气功、太极拳等活动，增强自身康复能力。

名词解释

前驱症状

指疾病的预兆。

心脏杂音

指在心音与额外心音之外，在心脏收缩或舒张时血液在心脏或血管内产生湍流导致的室壁、瓣膜或血管振动出现的异常声音。

冠心病的诊病方法

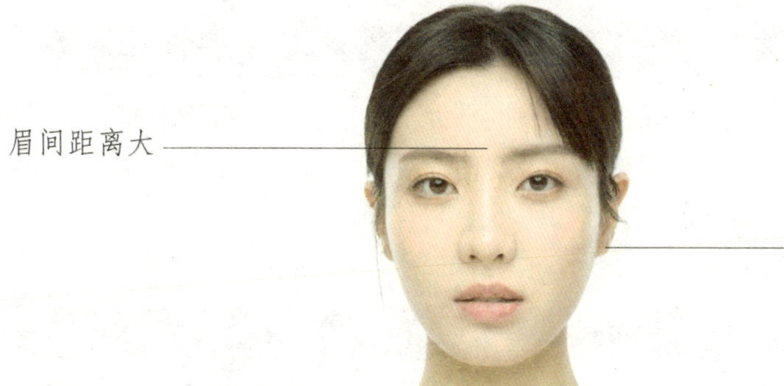

对症按摩

取穴技巧：正坐，手平伸，举掌向上，屈肘，掌心向着自己头部，以另一只手中指按对侧腋窝，正中凹陷处就是极泉穴。

按摩疗法：极泉穴可治疗各种心脏病，以及心胁满痛。长期按压此穴，对臂肘冷寒、肩关节炎、肋间神经痛、心肌炎、心绞痛、心痛渴而欲饮等病症，都有很好的调理保健效用。

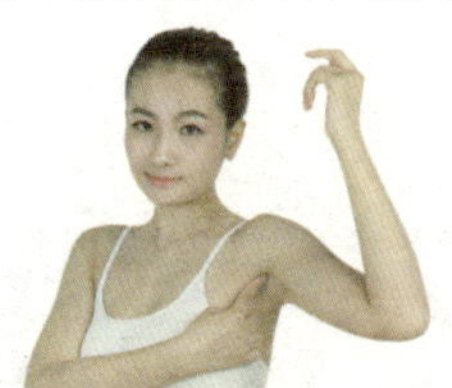

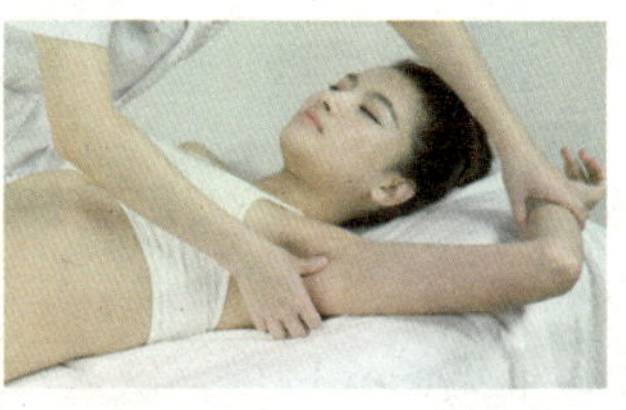

癫 痫

病症介绍

癫痫是指脑部兴奋性过高的**神经元**突然、过度地重复放电，导致脑功能突发性、暂时性紊乱。临床表现为短暂的感觉障碍、肢体抽搐、意识丧失、行为障碍或植物神经功能异常。

症状

全身**强直**，阵挛发作，突然意识丧失，继之先强直后阵挛性痉挛。常伴有尖叫、面色青紫、尿失禁、舌咬伤、口吐白沫等症。失神发作（小发作），突发性精神活动中断，意识丧失，可伴肌阵挛。

病因

（1）遗传因素。在一些有癫痫病史或有先天性中枢神经系统或心脏畸形的患者家族中容易出现癫痫。

（2）脑损害与脑损伤。在胚胎发育期间受到病毒感染、放射线照射或其他原因引起的胚胎发育不良可以引起癫痫。

穴位疗法

穴位疗法：按摩申脉穴，有活血通络、宁神止痛的功效，申脉穴是治疗头痛、眩晕、癫痫、腰腿酸痛、失眠的特效穴。

综合调理

在某些罕见的病例中，缺乏维生素 B_6 和维生素 D 可促使癫痫发作。

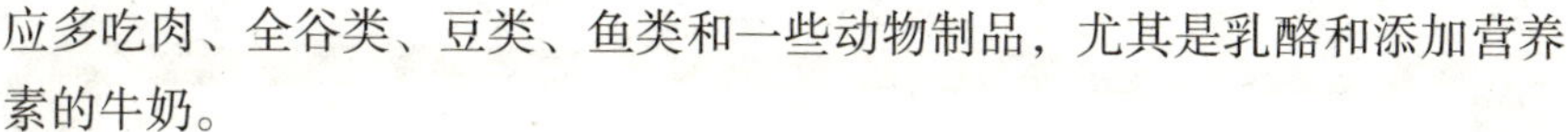

应多吃肉、全谷类、豆类、鱼类和一些动物制品，尤其是乳酪和添加营养素的牛奶。

名词解释

神经元

又称神经组织，是构成神经系统结构和功能的基本单位。

强直

指颈项、肢体僵硬，活动不能自如。是痉病、破伤风、痫症等病症的主要症状。

癫痫的诊病方法

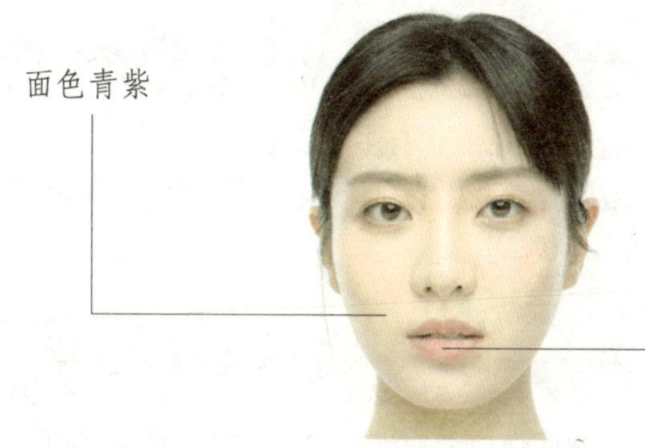

对症按摩

取穴技巧：正坐垂足，将要按摩的脚稍向斜后方移至身体侧边，脚跟抬起。用同侧手，四指在下，掌心朝上扶住脚跟底部。大拇指弯曲，指腹置于外脚踝直下方凹陷中，则大拇指所在的位置就是申脉穴。

按摩疗法：申脉穴属足太阳膀胱经穴位。按摩此处，具有活血通络、宁神止痛的功效，是治疗头痛、眩晕、癫痫、腰腿酸痛、目赤肿痛、失眠等症状的特效穴位。

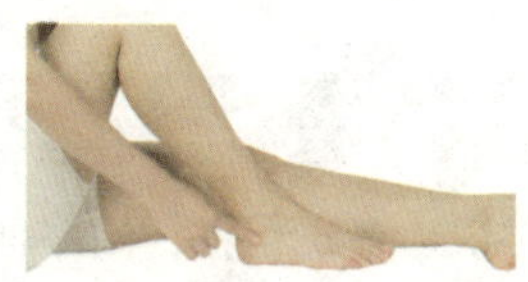

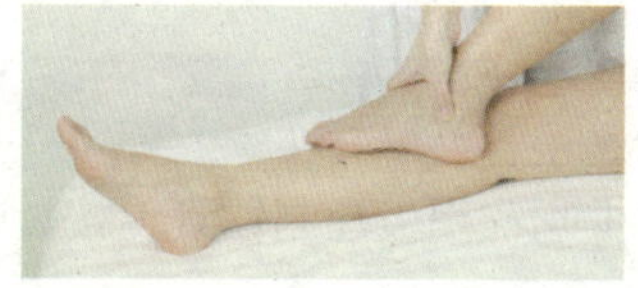

糖尿病

病症介绍

糖尿病是一种常见的内分泌代谢病，其基本病理、生理改变为绝对或相对性**胰岛素**分泌不足所引起的代谢紊乱，其特征为高血糖、糖尿、葡萄糖耐量降低及胰岛素释放试验异常。

症状

临床以高血糖为主要标志，常见症状有多饮、多尿、多食以及消瘦等。满口牙齿松动，应积极防治糖尿病的发生。耳部内分泌穴区、胰胆穴区可见红色斑点或片状色斑，提示糖尿病。

病因

1. 自身免疫系统缺陷。糖尿病患者血液中异常的自身抗体可以损伤人体胰岛分泌胰岛 B 细胞，使之不能正常分泌胰岛素。

2. 遗传因素。目前研究提示遗传缺陷是糖尿病的发病基础，这种遗传缺陷表现在第六对染色体的 HLA 抗原异常上。

3. 病毒感染可能是诱因。

穴位疗法

穴位疗法：按摩阳池穴，对糖尿病、子宫不正等病有很好的治疗效果。

综合调理

1. 少吃：积极控制饮食，按量吃，有意识地多吃粗粮，始终保持标准体重。

2. 勤动：每天坚持运动，做到有氧代谢。每天坚持按摩。

名词解释

胰岛素

由胰岛B细胞受内源性或外源性物质如葡萄糖、乳糖、核糖、精氨酸、胰高血糖素等的刺激而分泌的一种蛋白质激素。胰岛素是机体内唯一降低血糖的激素，也是唯一同时促进糖原、脂肪、蛋白质合成的激素。

糖尿病的诊病方法

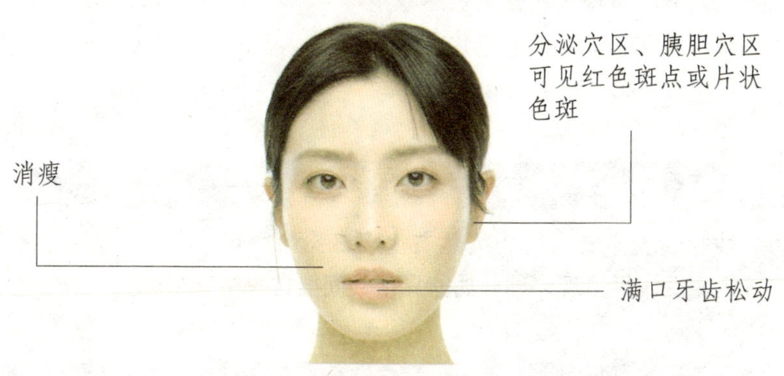

对症按摩

取穴技巧：正坐，手平伸，屈肘向内，翻掌，掌心向下，用另一手轻握手腕处，四指在下，大拇指在上，弯曲大拇指，以指尖垂直按手腕横纹中点穴位就是阳池穴。

按摩疗法：按摩阳池穴可治疗腕关节及周围软组织风湿，以及腕痛无力、肩臂痛不得举等症状。对糖尿病、子宫不正等病症有很好的调理保健效果。

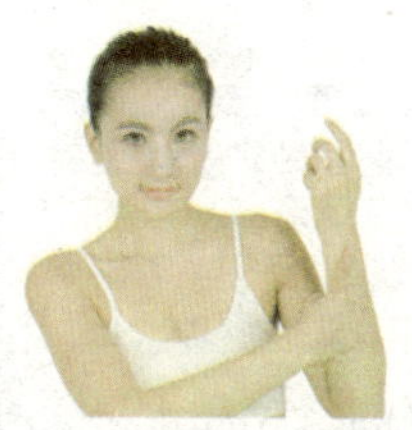

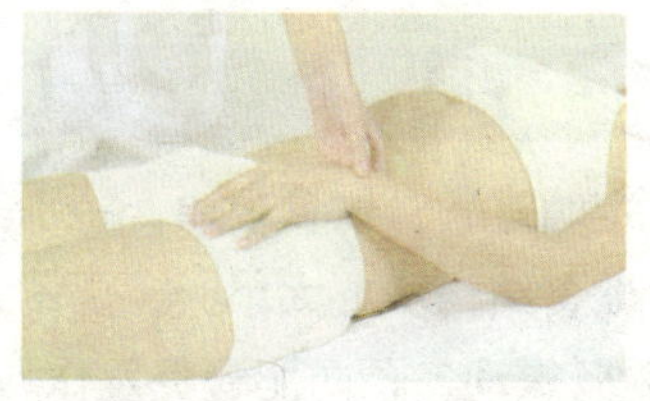

胆囊炎、胆结石

病症介绍

急性胆囊炎由化学性刺激和细菌感染引起；慢性胆囊炎指胆囊慢性炎症性病变，时隐时现，病程可长达数年乃至十余年。胆结石是胆管内形成的凝结物，是临床最常见的消化系统疾病之一。临床表现主要包括发作性腹痛、急性炎症。

症状

急性胆囊炎主要表现为突然右上腹疼痛、发热、发冷、恶心、呕吐。胆结石反复发作可出现多种肝功能异常，间歇性**碱性磷酸酶**上升。

病因

胆结石形成的原因有**胆汁**中的胆固醇或钙过于饱和；溶质从溶液中成核并呈固体结晶状沉淀，结晶体聚集和融合最终形成结石。

而胆囊炎大多是由胆囊结石引起的，或由于创伤、化学刺激所致。

穴位疗法

穴位疗法：按摩期门穴，主治肋间神经痛、胆囊炎等。

综合调理

1. 定时进餐，饮食规律，特别是要按时吃早饭。

2. 饮食结构不要太单一，要荤素搭配，粗细粮混吃。食用适量膳食纤维，刺激肠蠕动，预防胆囊炎发作。多吃新鲜的蔬菜和水果，补充维生素。

3. 积极参加体育活动，防止胆汁瘀滞而形成结石。

名词解释

碱性磷酸酶

碱性磷酸酶是一种能够将对应底物去磷酸化的酶，即通过水解磷酸单酯将底物分子上的磷酸基团除去，并生成磷酸根离子和自由羟基，这类底物包括核酸、蛋白、生物碱等。

胆汁

胆囊贮藏的精汁，受肝之余气而成，可排泄下行，注入肠中，有助于饮食物的消化，是脾胃消化吸收功能得以正常进行的重要条件。

胆囊炎、胆结石的诊病方法

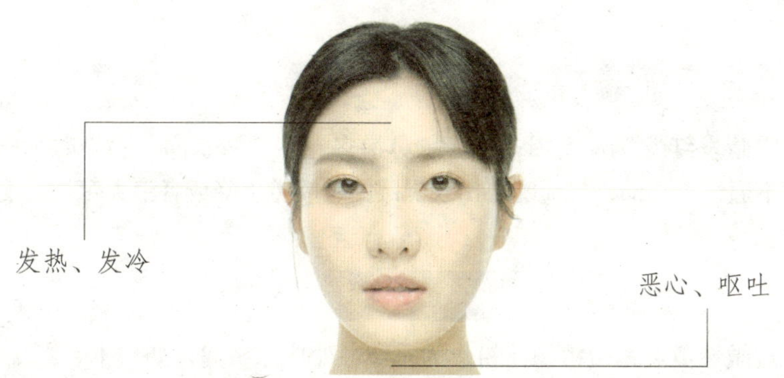

对症按摩

取穴技巧： 正坐，举双手，掌心向下，指尖相对，放在双乳下、肋骨上，大拇指、食指直下，掌根处的鱼际所按穴位就是期门穴。

按摩疗法： 期门穴有疏肝、利气、化积通瘀之效能，主治肋间神经痛、肝炎、肝肿大、胆囊炎、胸肋胀满。

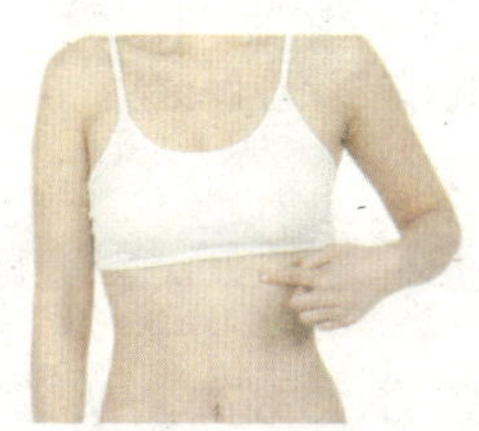

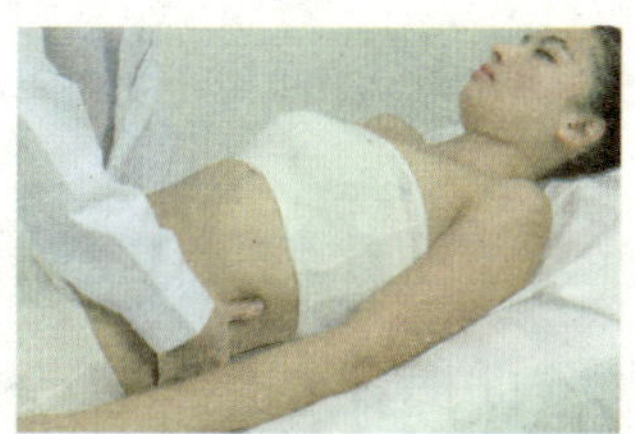

过敏性鼻炎

病症介绍

过敏性鼻炎又称变态反应性鼻炎，是一些特殊体质的人因接触某些物质后所发生的异常反应。中医学称“鼻鼽”。可发生于任何年龄，不分性别，但以青年人多见，呈常年性发作或季节性发作，或在气候突变和受到异气异物刺激时发作。

症状

眼睛发红发痒及流泪；鼻痒，鼻涕多，多为清水涕，感染时为脓涕；鼻腔不通气，耳闷；打喷嚏；出现黑眼圈；嗅觉下降或者消失等。

病因

过敏性鼻炎常由植物花粉作为季节性变应原引起，如树木、野草、农作物，在花粉播散季节，大量花粉随风飘游，吸入呼吸道引发本病，故又称花粉症。常年性过敏性鼻炎则由与起居密切相关的常年性变应原引起，如居室内尘土、屋尘**螨虫**、真菌、动物皮屑、羽毛、棉絮等。

穴位疗法

穴位疗法：迎香穴主治鼻病，除鼻内息肉。对颜面神经麻痹、颜面组织炎、喘息、唇肿痛、颜面痒肿等病症，也有很好的调理保健功效。

综合调理

1. 禁食以下食物：过冷食物会降低免疫力，并造成呼吸道过敏；刺激性食物，如辣椒、芥末等，容易刺激呼吸道黏膜；特殊处理或加工精制的食物；人工色素，特别是黄色五号色素。

2. 多吃以下食物：多吃蔬菜水果和含维生素C及维生素A的食物，如菠菜、生姜、蒜、韭菜、猕猴桃、梨等食物。但不能食用柚子、柑橘之类的水果。

名词解释

螨虫

属节肢动物门蛛形纲蜱螨亚纲的一类体型微小的动物，可叮人吸血、侵害皮肤，引起“酒糟鼻”或蠕螨症、过敏症、尿路螨症、肺螨症、肠螨症和疥疮，严重危害人类的身体健康。

过敏性鼻炎的诊病方法

鼻痒、鼻腔不通气、
打喷嚏、鼻涕多
发红、发痒、流泪、
出现黑眼圈

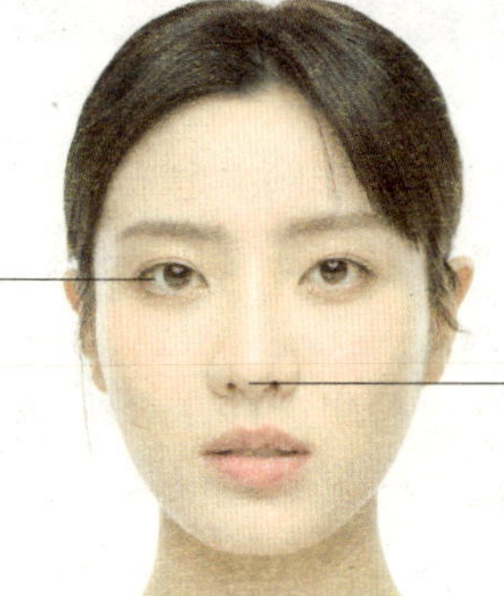

对症按摩

取穴技巧：正坐，双手轻握拳，食指中指并拢，中指指尖贴鼻翼两侧，食指指尖所在的位置即是迎香穴。

按摩疗法：迎香穴主治鼻病，除鼻腔闭塞、嗅能减退、鼻疮、鼻内有息肉。对颜面神经麻痹、颜面组织炎、喘息、唇肿痛、颜面痒肿等病症，也有很好的调理保健功效。

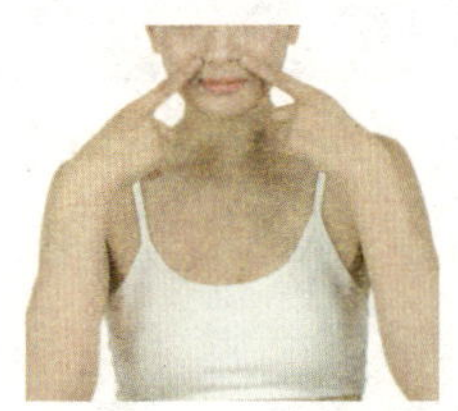

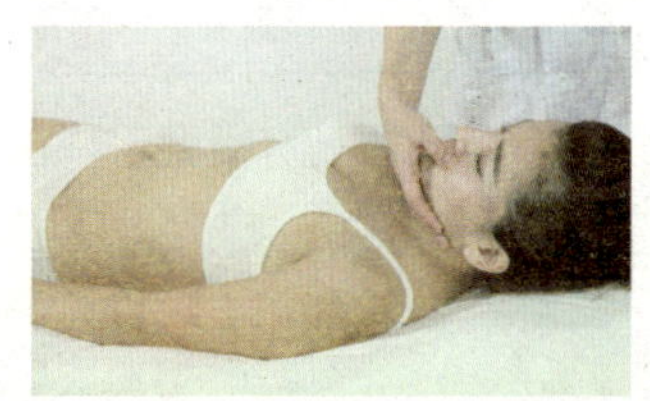

白内障

病症介绍

白内障是由于新陈代谢或其他原因导致**晶状体**全部或部分混浊，进而引起视力障碍的眼病。中医属“圆翳内障”范畴。

症状

1. 先天性白内障：常见于婴幼儿，生下来即有。晶状体混浊可能不是全部，也不会继续发展，对视力的影响决定于混浊的部位和程度。

2. 外伤性白内障：由于晶状体囊穿破或爆裂引起，前者是穿孔性外伤，后者是迟钝性外伤。

3. 老年性白内障：常常是两眼进行性的视力减退。多发于年龄 45 岁以上的人群，检查时看见瞳孔内有灰白色混浊，没有其他异常。

病因

车祸、钝器伤害、尖锐物品的刺伤或穿透性眼内药物等会引起外伤性白内障；并发性白内障多是因为青光眼、**视网膜**色素病变等引起；糖尿病、甲状腺疾病等会引起代谢性白内障；长期使用类固醇等药物可能引起药物性白内障；先天性白内障则是由于染色体变异、胎内感染等引起。

穴位疗法

穴位疗法：角孙穴具有吸湿、降浊、明目之功效。对白内障、目生翳膜、齿龈肿痛等疾病，有很好的疗效。

名词解释

晶状体

是眼球中重要的屈光间质之一。位于玻璃体前侧，周围接睫状体，呈双凸透镜状。由晶体囊、晶体上皮、晶体纤维和悬韧带组成。

视网膜

居于眼球壁的内层，是一层透明的薄膜。视网膜由色素上皮层和视网膜感觉层组成。

白内障的诊病方法

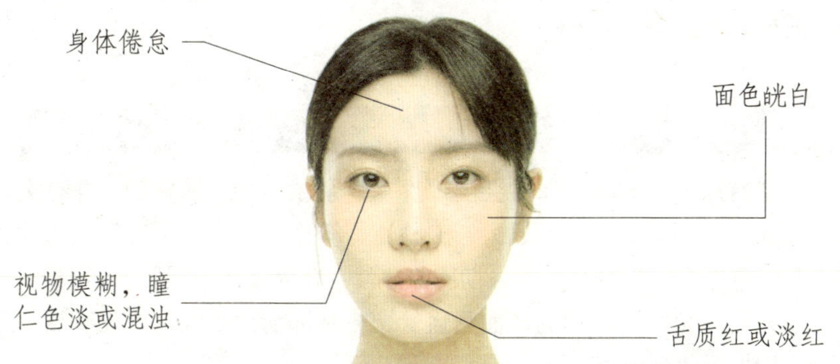

对症按摩

取穴技巧：正坐，举两手，用大拇指指腹由后向前将耳翼摺屈，并顺势向上滑向耳翼尖所着之处，两中指指尖恰好相连于头顶正中线上，拇指所在位置的穴位就是角孙穴。

按摩疗法：角孙穴具有吸湿、降浊、明目之功效。对白内障、目生翳膜、齿龈肿痛等疾病，有很好的疗效。

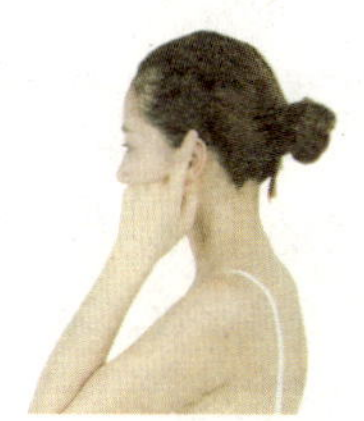

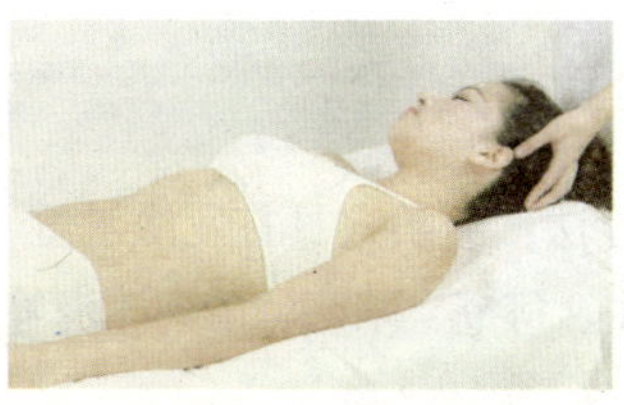

前列腺炎

病症介绍

前列腺炎可分为非特异性细菌性前列腺炎、特发性细菌性前列腺炎、特异性前列腺炎、非特异性肉芽肿性前列腺炎、其他病原体引起的前列腺炎、前列腺**充血**和前列腺痛。

症状

常伴有尿急、尿频、尿时会阴部疼痛、余尿不尽、**尿白浊**，并有炎性分泌物从尿道排出，及神疲乏力、腰膝怕冷等症状。经常同时发生急性膀胱炎等。急性炎症病变严重或未彻底治疗就会转为慢性前列腺炎。

眼外眦三角区有较深的弯曲状血管，或耳部前列腺穴区出现脱屑、小结节，均提示前列腺炎。

病因

1. 性生活不正常、长时间骑自行车、骑马或久坐，前列腺按摩过重或过于频繁都会造成前列腺充血而引发前列腺炎。

2. 尿液刺激，淋球菌、非淋球菌等病原微生物感染等原因也可能导致前列腺炎。

穴位疗法

穴位疗法：会阴穴具有发散水湿、补阳益气的作用。经常按压此处，对泄泻、便血、痔疮、阳痿、前列腺炎等都具有很好的疗效。

综合调理

忌食辛辣食物，忌烟酒，多饮水，多排尿，不宜久坐，不宜过度紧张、劳累，多食蔬菜、坚果类食物。

名词解释

充血

机体局部组织、器官的血管扩张，含血量超过正常值的现象。

尿白浊

尿液混浊不清，色白如泔浆，或初尿不浑，留置稍长，沉淀呈积粉样的表现。

前列腺炎的诊病方法

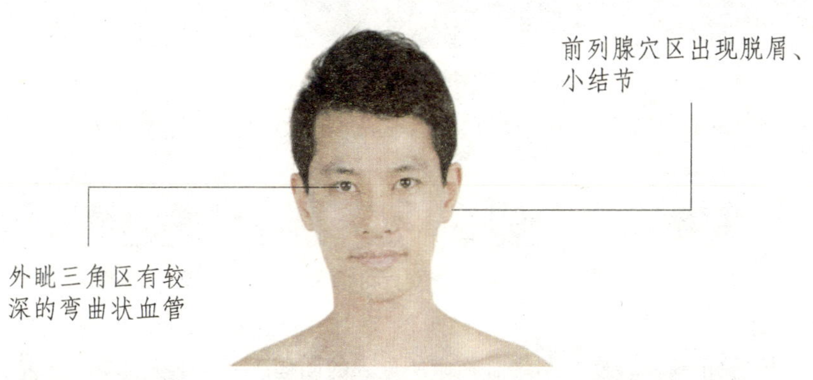

对症按摩

取穴技巧： 正坐，双手向后，手心朝向背部，中指伸直，其他手指弯曲，将中指指腹置于尾骨端两旁，则中指指腹所在位置就是会阳穴。

按摩疗法： 会阳穴具有发散水湿、补阳益气的作用。经常按压此穴，对泄泻、便血、痔疮、阳痿、前列腺炎等都具有很好的疗效。

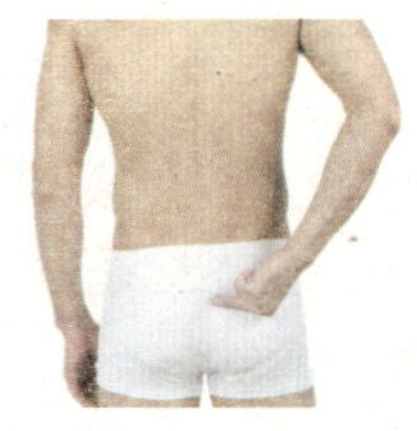

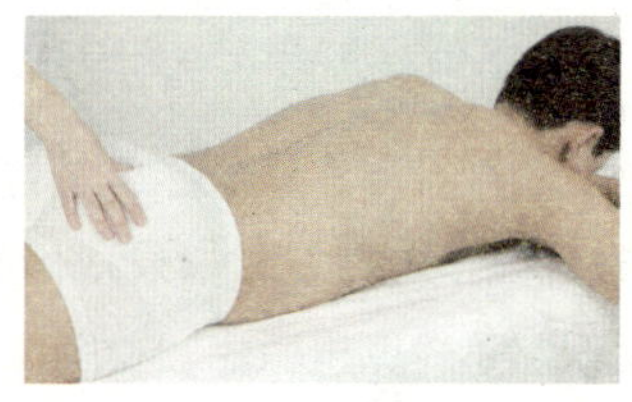

阳 痿

病症介绍

阳痿，即阴茎勃起障碍。是指男子未到性功能衰退时期，虽有性欲，但阴茎不能勃起，或虽勃起而不坚实，或不能持续一定的时间，妨碍了正常的性交。一般临床上分为原发性阳痿和继发性阳痿两种。

症状

此病症多见面色少华、不思饮食、心悸易惊、夜眠不宁等。

耳部内生殖器、外生殖器穴区出现脱屑或灰白色改变，提示阳痿信号。

病因

阳痿的发病原因多为房事过度，屡犯手淫，损伤肾气，**命门**火衰；或因思虑烦劳；或因卒惊大恐，损伤心肾；或因久患尿浊、遗精耗伤肾精；或因湿热下注，转变为阳痿。临床所见到的阳痿患者，绝大部分是由精神因素造成中枢性功能紊乱而引起的。

穴位疗法

穴位疗法：气穴具有补益冲任的作用。长期按摩此穴，能够有效治疗泄泻、痢疾、阳痿、腰背疼痛等疾病。

综合调理

1．普及性知识教育，正确对待性的自然生理功能，减轻对房事的焦虑心理，消除不必要的思想顾虑，避免**精神性阳痿**的发生。

2. 情绪要开朗，清心寡欲，注意生活调节，加强身体锻炼，增强体质，提高抗病能力。阳痿一旦发生，男女双方都应正确对待，认真查清病因，积极治疗。

名词解释

命门

第一指人的右肾；第二指督脉上的命门穴。皆是元阳之所聚，故称之为命门。

精神性阳痿

又称心因性阳痿，由精神性因素引起。

阳痿的诊病方法

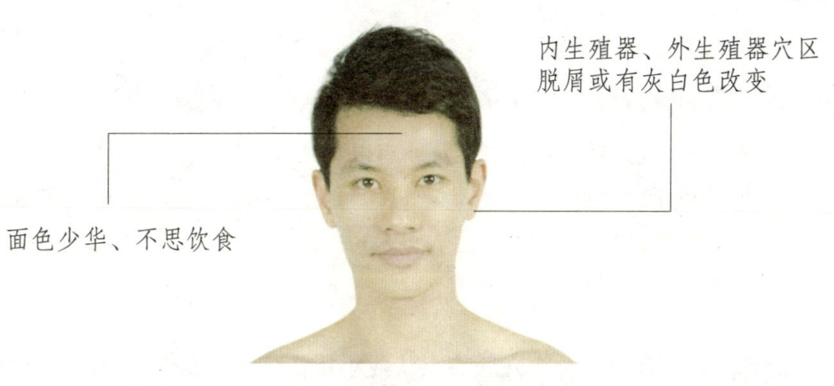

对症按摩

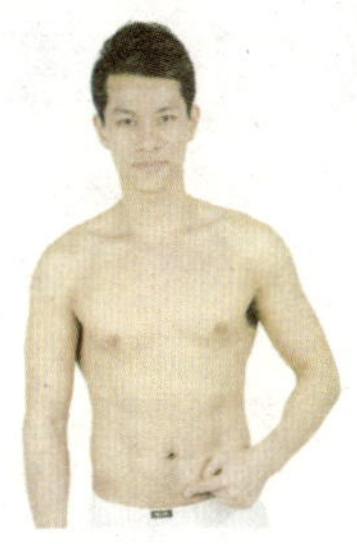

取穴技巧：站立，将一手的四指并拢，拇指收起，放于腹部，掌心朝内，食指刚好位于肚脐眼，小指所处的位置就是气穴。

按摩疗法：气穴具有补益冲任的作用。长期按摩此穴，能够有效治疗泄泻、痢疾、胃炎、十二指肠炎、月经不调、白带、小便不通、阳痿、腰背疼痛等疾病。

月经不调

病症介绍

凡月经周期紊乱，出血期延长或缩短，出血量增多或减少，经质异常，并出现某些不适等症状者称月经不调。卵巢功能失调、全身性疾病或其他内分泌腺体疾病影响卵巢功能者，都能引起月经失调、下腹部疼痛、忧郁等症状。

症状

表现为月经周期或出血量的紊乱，有以下几种情况：

1．不规则子宫出血。

2．**功能性子宫出血**。

3．绝经后阴道出血。

4．闭经。

面色熏黄，耳部内分泌穴区有点状或小片状暗红色改变，肾穴区出现点状或小片状淡红色或白色改变，提示月经不调。

病因

1．神经内分泌功能失调引起，主要是后脑垂体卵巢轴的功能不稳定或是有缺陷，导致月经不调。

2．器质病变或药物等引起：包括生殖器官局部的炎症、肿瘤及发育异常、营养不良；颅内疾患；肝脏疾患、血液疾患等。

穴位疗法

穴位疗法：归来穴，主治疝气、月经不调、不孕、带下、子宫内膜炎、阳痿、睾丸炎、阴茎病、男女生殖器疾病等。

综合调理

经期要注意保暖、忌寒，注意休息，不宜精神紧张、劳累，需加强营养，必须禁止性生活。

名词解释

功能性子宫出血

简称功血，是一种常见的妇科疾病，是指异常的子宫出血，经诊查后未发现有全身及生殖器官器质性病变，而是由于神经内分泌系统功能失调所致。表现为月经周期不规律、经量过多、经期延长或不规则出血。

月经不调的诊病方法

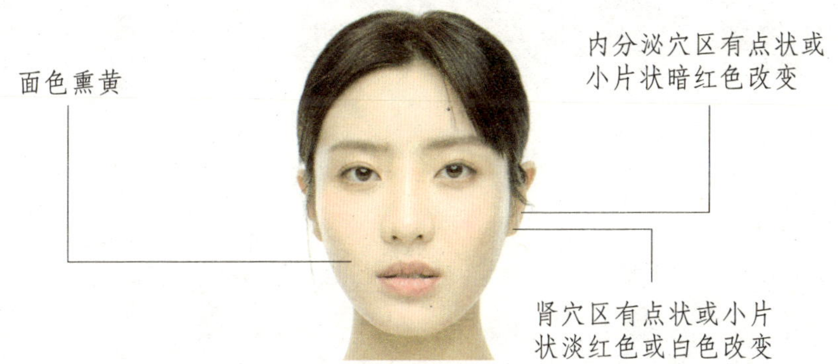

对症按摩

取穴技巧：仰卧，左手五指并拢，拇指贴于肚脐处，其余四指位于肚脐下，找到肚脐正下方小指所在的位置，并以此为基点，跷起拇指，

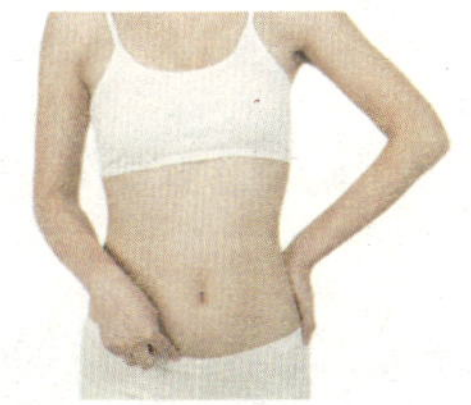

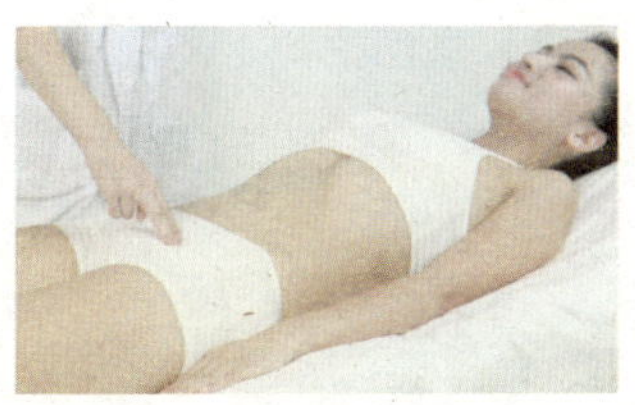

并拢其余四指，手指朝下，把食指贴于此基点，则小指所在的位置即是归来穴。

按摩疗法：归来穴，主治疝气、月经不调、不孕、带下、子宫内膜炎、阳痿、睾丸炎、阴茎病、男女生殖器疾病等。